U0113717

内蒙古医科大学『双一流』学科建设项目资助出版

蒙医学基础理论研究

主编　包纳日斯

内蒙古科学技术出版社

图书在版编目（CIP）数据

蒙医学基础理论研究 / 包纳日斯主编. — 赤峰：
内蒙古科学技术出版社，2021.11
ISBN 978-7-5380-3369-4

Ⅰ. ①蒙… Ⅱ. ①包… Ⅲ. ①蒙医—研究 Ⅳ. ①R291.2

中国版本图书馆CIP数据核字（2021）第234482号

蒙医学基础理论研究

主　　编：	包纳日斯
责任编辑：	许占武
封面设计：	伊德润　阿其图
出版发行：	内蒙古科学技术出版社
地　　址：	赤峰市红山区哈达街南一段4号
网　　址：	www.nm-kj.cn
邮购电话：	0476-5888970
印　　刷：	内蒙古达尔恒教育出版发展有限责任公司
字　　数：	340千
开　　本：	700mm×1010mm　1/16
印　　张：	22.25
版　　次：	2021年11月第1版
印　　次：	2022年3月第1次印刷
书　　号：	ISBN 978-7-5380-3369-4
定　　价：	70.00元

如出现印装质量问题，请与我社联系。电话：0476-5888926　5888917

《蒙医学基础理论研究》编委会

主　　编：包纳日斯

副主编：包满节　萨仁高娃

执行副主编：乌云斯琴　伊拉古

编　　委：(排名不分先后)

包纳日斯　包满节　包金荣　包青兰　娜日苏

陈小红　乌云斯琴　萨仁高娃　李　花　高青春

额尔登毕力格　西林其其格　达布希拉图

牧　丹　莫日根巴吐　兰　英　乌日娜

参与编译的研究生：

特日格乐　苏龙嘎　小　芳　其其日力格　娜米拉

白乌日力嘎　给古乐胡　于山丹

前　言

　　内蒙古医科大学蒙医药学院蒙医基础理论教研室，于2018年初根据国家重点研发计划项目"民族医药发掘整理与学术研究"（批准号：2017YFC1703900）负责人、首席科学家张艺教授的提议和教研室工作安排，列出了编写汉文版《蒙医学基础理论研究》的计划，并于2018年3月经教研室内部讨论后，根据有关老师和学者们提出的不同意见，对翻译、编写、出版《蒙医学基础理论研究》工作进行了具体安排和部署，制定了编写提纲和方案。

　　1. 本书主编由内蒙古医科大学蒙医药学院蒙医基础理论教研室主任包纳日斯教授担任。经过学院学术委员会研究同意，本专著以内蒙古医科大学蒙医专业现用的蒙医本科"十二五"规划教材《蒙医学基础理论》（B·吉格木德主编，内蒙古大学出版社2014年4月出版）为蓝本进行翻译，以2007年出版的二十一世纪全国高等医药院校蒙医药（本科）专业教材《蒙医学基础理论》（宝音图主编，内蒙古人民出版社2007年8月出版）和1988年版《蒙医学基础理论》（第一版统编教材）为翻译和编写的辅助参考材料。

　　2. 根据内蒙古医科大学蒙医药专业本科学生不同需求（所招的学生当中有一部分是区外交流生，这些学生的蒙古语水平有限，能听懂但书写困难），认为用汉文编写蒙医学基础理论类图书很有实用性和参考价值。

　　3. 本书特点：根据内蒙古医科大学第三版《蒙医学基础理论》（2014年4月出版）教材的内容，进行编目和汉译，为便于初学者理解和掌握蒙医学基础理论，对一些内容适当做了增加和删减。例如在正常赫依、希拉、巴达干，病变赫依、希拉、巴达干和六基症［赫依病、希拉病、巴达干病、血（奇素）病、黄水病、粘虫病］等内容中新增加了许多内容。本书后附有名词解释，便于初学者了解和掌握。

4. 注重理论与实践相结合，在编写过程中为照顾不同水平的学习者，注意做到由浅入深，通俗易懂。内容方面以蒙医药理论和民族文化为特色，并注重蒙医基础理论的最新研究成果和现代研究进展等。

5. 为使广大读者进一步了解一些重要理论来源和发展进程，详细描述了蒙医理论发展史、天文历法五源学说、六基症理论、病因病缘等内容。把有些重复的内容尽量简化，名词术语尽量做到统一和规范。

本书的出版，不仅能为广大蒙医药临床、教学、科研工作者提供有价值的参考书，也为众多蒙医药爱好者提供了不可或缺的学习资料。

《蒙医学基础理论研究》一书由包纳日斯教授负责审定。经内蒙古医科大学蒙医药学院蒙医基础理论教研室的包满节、萨仁高娃、乌云斯琴和李花副教授四位老师分工精读并修改了一遍。研究生特日格乐、苏龙嘎、娜米拉、白乌日力嘎、小芳、其其日力格、于山丹、给古乐胡、牧丹等在本书的整理、翻译、编写方面做了大量工作，在此表示感谢！

由于时间紧迫，加之知识浅薄及工作经验有限，在本专著编写中出现不足和错误之处在所难免，敬请广大读者朋友们提出宝贵意见。

《蒙医学基础理论研究》编委会

2021 年 4 月 于呼和浩特

目　录

总论

蒙医学哲学指导思想

蒙医生理学

蒙医病理学

总　　论

一、蒙医学基础理论发展史

（一）蒙医学基础理论的形成

蒙医学是在蒙古族游牧文化基础上产生和发展的传统民族医学，是在蒙古地区定居和生活的蒙古族和与蒙古族血统有关的古代毡帐部落及其他各民族人民在与自然界作斗争，特别是长期与疾病作斗争的实践中积累的经验结晶。蒙医学把人体看作是一个对立统一的有机整体，不仅从宏观的角度来研究人体各部内在动态性生命活动关系，而且把人体与自然环境看作为一个整体，研究及诠释人体生命活动规律。蒙医学在保持机体健康上，是以注重预防，增强体质，发挥机体内在的抵抗力和自我调节能力及辨证施治为主的一门具有蒙古民族特色的传统医学。

蒙医学是在长期临床实践中逐渐丰富和发展起来的，同时也吸收了藏、汉等兄弟民族及古印度阿育吠陀（Ayur-Veda）医学的部分基础理论逐渐完善和发展起来，形成了独特的民族医学理论体系特色和优势。蒙医学基础理论是各临床各学科的理论基础。

（二）蒙医学基础理论的范围和研究对象

从广义来说，蒙医学基础理论包括古代哲学范畴的阴阳五行学说、生理学、病理学、诊断学、治疗原则与方法学等五大内容。

在近几十年的教育实践中，蒙医学基础理论的前三部分内容归于"蒙医学基础理论"课程，而后两大部分内容各分成"蒙医诊断学"和"蒙医治疗原则与方法学"两门学科。因此，蒙医学的基础理论研究对象是以哲学思想为指导的古代朴素唯物论和自发的辩证法。即，研究阴阳、五源学说的哲学理论基础和以七素三秽与三根（正常赫依、希拉、巴达干）相互依存的协调关系为基本观点的人体生理学；以七素三秽与三毒（病变赫依、希拉、巴达干）之间相互损害的相克关系为主的蒙医病理学等三大内容。蒙医学不仅把构成人体基本物质的七素三根看作相互依存的整体，而且把人体与自然环境也看成是一个密切相关的整体，并研究其相互之间的关系和运动变化规律。

（三）蒙医学基础理论的发展史略

蒙医学基础理论发展过程可分为古代发展史和现代发展史两个阶段。

1. 蒙医学基础理论的古代史概述

蒙医学基础理论是在以保持蒙古族传统生活习惯、体质特征和符合蒙古地区气候、地理等自然环境特点的医学实践经验中产生的古代传统医学理论，并一直指导着蒙医学临床。在其发展过程中，以朴素唯物论和自然辩证法，即以阴阳学说、五源学说为哲学指导思想并灵活地吸收和应用了藏、汉等兄弟民族的古代医学精华，形成了一个完整的理论体系。

在古代传统蒙医学理论中有寒热理论、滋补理论、人体结构等基础知识。

（1）寒热理论：2000 多年前，古代传统蒙医学就有以寒热两性诠释疾病本性的理论性概念，其后发展为寒热理论。如在 2000 多年前的魏国史中记载的《游牧鲜卑灸疗》和当时中医经典著作《黄帝内经》中记载的古代北方艾灸疗法，以及后来《四部医典》中记载的"蒙古灸"等都是蒙古族古代的灸法。它是以用热性施治治疗寒性病理论为指导。蒙古传统疗法之酸马奶疗法和用冰块、石块、铁、青蛙等外敷的冷敷疗法，都是以用寒性施治治疗热性疾病理论为指导的传统治疗方法。因此将疾病的本质归纳为寒、热两种，治疗疾病的施治方法也归为热、寒两种，以热性施治法治疗寒性疾病，以寒性施治法治疗热性疾病的理论是在临床实践中总结出来的最基本的理论性观点。后来进一步发展成为人体生命活动也是在寒、热相对平衡的状态中运行这一理论。因此古代寒热对立统一理论便发展为指导古代传统蒙医学临床实践的总纲性理论。这就是传统蒙医学寒热理论的起源。

（2）滋补理论：自古以来，蒙古族祖先注重滋补身体，增强体质，增强免疫力，即调动体内抵抗疾病的能力。主要从适应蒙古族游牧生活的奶食品、肉汤为主的饮食生活中，积累了丰富的养生和治病经验。在1330年，元朝御用饮食管理医生忽思慧在《饮膳正要》中，对蒙古族饮食知识和治病方法、滋补养身经验进行了广泛的阐述，例如对以酸马奶为主的奶食品和以羊肉为主的肉食，甚至对蔬菜、水果及糜子等味道、性质、功效进行了阐述。这为蒙医学滋补理论的发展奠定了基础。

（3）解剖知识：蒙古族先民们很早就积累了人体结构方面的知识。首先，以捕食猎物、食用家畜的古代蒙古人，有丰富的动物骨骼结构知识，在古代，用那些知识来推测人体的结构。其次，在广袤草原上经常发生争战而导致战伤、摔伤、骨折等外伤，客观现实要求他们不断摸索治疗这些病症的方法，在整骨实践中积累了丰富的人体骨骼、韧带、血管、神经等的解剖知识，因此在那时期就已积累了丰富的整骨疗法的经验。在 12—13 世纪，蒙古人受伤时，常用烧红的铁烧灼伤口，如《蒙古秘史》中记载：一次窝阔台脖颈中箭，其部下孛罗忽勒将伤口处凝结的血块用嘴吸去，然后用烧红的铁烙治伤口。在元朝历史中也有关于在战场上做人体解剖研究的记载，经过具体的解剖研究，当时人们掌握的人体结构知识更加丰富，同时又提出了治疗创伤的外科理论，提高了临床实践水平。由此可见，13 世纪时蒙古族军队中用解剖学知识研究手术方法、治疗创伤的外科已发展成为一个独立的分支。

在古代传统蒙医学中以"以震治震""移位治疗""蒙古震脑术"为主的疗法是具有民族特色的蒙古族传统疗法。当时这些传统疗法的指导性理论依据材料至今未找见。但对于这些疗术的治疗方法进行分析后，发现都采用了"震法"。因此古人已有一种理论性依据，那就是以"以震治震，先震后静，静震结合"的辨证治疗原则为临床指导或成为治疗依据。

以上这些都是古代传统蒙医学理论的重要组成部分。这一时期也是蒙医学理论的萌芽阶段。

医学的发展，与其所处的社会、经济和文化的发展密切相关。自古以来，蒙古族人民过着逐水草而游牧、狩猎的生活。在常年与寒冷、潮湿、风雪等自然灾害和疾病作斗争中，积累了丰富的医疗实践经验。因此古代传统医学理论体系是在实践经验基础上形成的，并与当时朴素唯物论和自发的辩证法等哲学思想密切相关。换句话说，在传统医学实践经验的基础上形成的理论是尚未系统化的，是处在萌芽阶段的。它是随着生产力发展，尤其需要当时的唯物论哲学思想指导才能系统化。这是一个带有规律性的问题。如印度和希腊的古代医学理论，是以当时朴素唯物主义四源（土、水、火、气）学说为哲学指导思想；中医古代医学理论，是以当时阴阳五行学说（木、火、土、金、水）等为哲学指导思想逐渐系统化的。这些朴素唯物主义为世界古代三大传统医学理论体系的确立和蒙古族传统医学理论的发展奠定了哲学理论基础。

在 13 世纪之前，或在更早期蒙古族先民的社会生活中，对事物对立统一规律就有了初步的认识，如日月、昼夜、水火、寒热、天地、父母……对立统一的观念性概念。这些认识记载在史记、萨满教书籍、蒙古史和医学书籍等著作中。14 世纪时，在元朝御用饮食管理师忽思慧医生的专著《饮膳正要》（成书于 1330 年）中写道："春、秋、夏、冬四季的阴阳气候，因过盛或不适等而致病。"这时，中原地区与蒙古高原地区之间的交通极为频繁，为蒙汉民族文化交流提供了便利，也使汉族阴阳学说、古代天文历学及医学等知识逐渐传入蒙古地区，并受其影响。这些哲学性思想对古代传统蒙医药寒热理论的发展起到了促进作用。这时期的医药称为古代传统蒙医学，此时蒙医药还未受阿育吠陀医学和藏医的影响。

接受古印度阿育吠陀（Ayur-Veda）医学理论：14 世纪上叶阿育吠陀医学理论开始传入蒙古地区。14 世纪后叶，随着印度古代名著《金光明经》的翻译和研究，佛教大乘学者、著名的译者稀日布曾格将其从维吾尔、藏文两种文字译成旧蒙古文，其中古代印度的阿育吠陀医学的"赫依、希拉、巴达干"病理理论和印度的天文历法五源学、六感理论在蒙古地区流传下来，丰富了古代传统蒙医学，并为其发展创造了条件。

16 世纪末，古印度《医经八支》（也称《八支精要》）等几十部阿育吠陀（Ayur-Veda）的著作和藏医的《四部医典》《兰塔布》

等两部著作被译成蒙古文传入蒙古地区。

《医经八支》是由 224 卷组成的《丹珠尔经》中收录的作品，是印度古代阿育吠陀医学的一部经典著作。书中以"赫依、希拉、巴达干、七素、三秽理论"为指导，这一理论是以古印度朴素唯物主义——天文历法五源学说（土、水、火、气、空）为哲学理论指导的。《医经八支》与《四部医典》理论上的区别是，《医经八支》中未采用五脏六腑理论和阴阳五行（木、火、土、金、水）学说等。17—18 世纪时，贡关布扎布等学者将大藏经《甘珠尔》《丹珠尔》从藏文译成蒙古文，并将其中的《医经八支》《八支自释》及其详细注释《月光》等印度医学著作和数十部小册子译成蒙古文，并于18 世纪 40 年代，以木刻版出版，在蒙古地区普遍流传。于是，以后的蒙医师学习《医经八支》等印度古代医学书籍时，由藏文译本转为蒙古文译本，这使他们大量吸取了印度古代医学（Ayur-Veda）的理论和经验，进一步与本民族传统医学结合，使其得到不断发展。

古印度医学著作在蒙古地区流传之后，蒙医学家们对其进行了学习与研究。例如，18 世纪额尔登班第达·伊希巴拉珠尔在他撰写的《甘露四部》《识药白晶鉴》中注明了所参考文献是《医经八支》和《月光》等许多古印度 Ayur-Veda 医学著作。

《四部医典》是在藏族传统医学理论基础上，吸收了古印度医学经典《医经八支》中的理论及经验和印度龙树的《医药月帝》的理论及经验及汉医学及其他民族医学理论和经验，同时也吸收了蒙医学理论及经验等加以整理撰写的医学经典著作。关于《四部医典》著作的历史记载有以下两种说法：8 世纪时，西藏著名医学家老宇妥·云丹贡布（708—833）用藏文编写；由老宇妥·云丹贡布和天竺堪布姿纳迷扎两人从印度梵文译成藏文后由藏医学家老宇妥·云丹贡布将其重新编辑成书。其中，后者有更充分的历史证据。不管怎么说，《四部医典》中大量吸收了阿育吠陀理论知识是事实。12世纪时，由小宇妥·云丹贡布再次修编完善。《四部医典》中的赫依、希拉、巴达干、七素、三秽理论、药的两力、十七效能、八功效、六味等理论和印度古代朴素唯物主义哲学——天文历法五源学说（土、水、火、气、空）理论、人体结构、解剖知识等都来自古印度阿育吠陀（Ayur-Veda）医学经典著作《医经八支》。脏腑理论和阴阳五行学（木、火、土、金、水）理论，来自中医学，但是有的内容来自印度天竺堪布姿纳迷扎的《医药月帝》。吸收这些理论时并不是直接摘取，而是结合藏族传统医学与藏区实际情况灵活发展起来的。例如《四部医典》中的"脏腑理论"与中医理论有所不同，是与赫依、希拉、巴达干三根理论相结合发展起来的。

在《苏联百科全书》中也有这样的记载，西藏《四部医典》这部著作于14世纪传到蒙古地区，但没有提供实际证据。其实，专家论证，其在蒙古地区真正流行的时期是16世纪以后，也就是黄教在蒙古地区的正式传播时期。《四部医典》传入蒙古地区之后，于1727年被译成蒙古文（北京木刻版出版）。而后在蒙古族医生中，学习《四部医典》的人日益增多，丰富了蒙医学的理论和经验，主要还是接受了阿育吠陀医学的理论和经验。

（4）蒙医学理论的系统化阶段：蒙医学理论是建立在临床实践经验基础上的保持蒙古族经济、生活习惯和蒙古地区地理、气候等特点的古代传统医学。蒙医丰富的临床经验是蒙医学理论发展的重要基础。16世纪以前的传统蒙医药学中记载的有关寒热理论、滋补理论、人体结构知识、治疗跌打损伤的理论等最初的理论形成是受当时蒙古族人民中形成的古代辩证法观点（与阴阳学说相似的天地、日月、水火、寒热等观点）及《金光明经》中阐述的天文历法五源及赫依、希拉、巴达干理论的影响，但尚未系统化。

《医经八支》和《四部医典》在蒙古地区的推广和深受欢迎，为蒙医学理论发展和系统化创造了重要条件。同时也与当时社会和民族文化的发展密切相关。尤其是古代的朴素唯物主义哲学——天文历法五源学说在蒙古地区流传，对于蒙医学理论的系统化起到了重要的指导作用。

就此蒙医学形成了以吸收五源学说，赫依、希拉、巴达干理论，七素理论，脏腑理论等为主要内容的独特理论。是当时的蒙医学家们在几百年的临床实践中，将《医经八支》《四部医典》中的理论及药物相关知识、临床经验等，与蒙古地区自然环境、蒙古族的体质、生活特点等相结合，并与传统蒙医学有机地相结合发展起来的，而非强行地抄袭、挪用。如在药物方面，《医经八支》和《四部医典》中记载的药物名称在蒙古地区以梵文名或藏文名应用，可是在近几百年的临床实践中，有40％以上的藏文名药物虽然与现在藏医所使用的药物名称相同，但实际使用的药物却有所不同。如蒙医学家们现在所用的三子汤（协日汤）、土木香四味汤（查干汤）是记载于《医经八支》和《四部医典》中的方剂，也是藏医和蒙医常用的药方，并且藏医、蒙医都用藏名。这两个处方中的七种药名是诃子、川楝子、栀子、土木香、苦参、悬钩木、干姜等，但蒙医和中医实际使用的药物除诃子以外，其余六种与藏医使用的均不同。这种变化是由多方面原因造成的，其主要原因是有的药物在蒙古地区不易找见或不在蒙古地区生长，因此用蒙古地区易找见或在蒙古地区生长的药物去代替，并在使用过程中发现它们的作用相近，或有的药物疗效更好，发现更适合于蒙古族人体质特征。近代蒙医药学中使用的方剂除主要来源于《四部医典》《医经八支》和传统蒙医药方剂等以外，还吸收了其他民族的一些药方。使用的药物和处方上所发生的这些变化，为药物学理论和方剂学的发展提供了药味、性质、功效等方面的重要条件。

（5）在临床实践方面：《医经八支》和《四部医典》中的临床经验与传统蒙医临床经验相结合的内容也很多。例如，伊希丹僧旺吉拉、阿尤尔罗布森等近代蒙医学家把用马奶和酸马奶治病的传统经验与《医经八支》和《四部医典》的"三子汤""蒺藜三味汤"等药方的使用和治疗方法相结合应用于临床。蒙古族震脑术等治疗外伤的理论，正骨、治伤等外科疗法，酸马奶疗法，沙疗等多种传统疗法，未受印度医学及藏医学的影响，保留了自身的特点，流传至今。

总而言之，蒙医学理论是在古代传统蒙医药的基础上，把近几百年来各兄弟民族医药的理论和经验与传统蒙医和蒙古族人民的体质特点、生活习惯、蒙古地区自然环境特征相结合，并在实践中逐步系统化、理论化，最终发展成为现代蒙医学理论。其虽然以《医经八支》和《四部医典》中的五源学说、三根理论、七素理论、脏腑理论等为主要内容，但是在临床实践中与古代传统蒙医药的寒热理论、滋补理论、治疗跌打损伤的理论等相结合发展起来的独特的理论体系。为此举两个例子：

①寒热理论：早在2300年以前，古代传统蒙医学中就出现了寒热理论观点，成为当时指导传统蒙医学临床实践的重要纲领性理论。到16世纪后期，蒙古地区流行的《四部医典》中有关疾病本性归纳为"寒、热"两性的观点，其中对热性疾病的叙述非常多见，

却没有对寒性疾病和寒热相克病的论述。18 世纪中叶，著名蒙医学家伊希巴拉珠尔在他的《甘露四部》中分"治疗寒性疾病""治疗热性疾病""治疗寒热相克病"等章节对寒热病进行了专题论述，使寒热理论进一步系统化。伊氏的著作中，如此重视寒性疾病和寒热相克病，这不仅与古代传统蒙医学寒热理论有密切关系，而且也与蒙古地区寒冷气候易导致寒性疾病有关联。他在《甘露医法从新》《甘露点滴》《甘露略要》这三部著作中不仅将"寒性疾病""热性疾病""寒热相克病"等内容分章节进行专题论述，还在"十大要症"中把寒性疾病列在首位，显而易见，寒热理论在蒙医学理论中占有重要地位。《四部医典》中称为"热寒理论"，"热"在前，但根据蒙古地区气候环境等实际情况，蒙医将"寒"放在前面，称为"寒热理论"。

②六基症理论：六基症是指赫依病、希拉病、巴达干病、奇素（血）病、黄水病、粘虫病等六种。医学《根本医典》中称："赫依与巴达干之寒性如水；奇素（血）与希拉之热性如火；虫（粘）与黄水是寒热双重性的。"上述六种疾病虽然归纳为寒热两个方面，但未明确这六种疾病是主要的基础疾病及在临床实践中占有的理论位置。小宇妥（12 世纪）在《查拉格招布吉德》一书中虽然论述了"六基症"，但与伊希巴拉珠尔的论述相比不够详尽。

18 世纪中叶，伊希巴拉珠尔在他的《甘露之泉》中指出："三邪（病变赫依、希拉、巴达干）加上奇素（血）、黄水、粘虫三个，称为'六基症'。"他继续在《甘露点滴》中指出："疾病归纳为赫依、希拉、巴达干等单独发病三种；其两个相结合成为'合并症'三种；其三根聚集在一起形成'聚合症'一种，所以总共加起来七种。但其中主要的是赫依、希拉、巴达干、奇素（血）、黄水、粘虫等六种，即称六基症。"进一步表明了"六基症"观点。伊希巴拉珠尔认为，分析基症疾病仅从三邪的单一、合并、聚合等七种论述不够全面，还需加三邪以外的奇素（血）、黄水、粘虫引起的疾病。因为这三种疾病是普遍存在的能够决定疾病性质的基础疾病，所以需将这三种疾病也加进来才能构成完整的"六基症"理论。他认为不管疾病分为多少种，总结其主要根源不外乎这六种，所以把这六种病归纳成为"六基症"。伊希巴拉珠尔编著《甘露点滴》《甘露略要》两部著作时，以"六基症"理论为指导思想，依次详细论述了赫依病、希拉病、巴达干病、奇素病、黄水病、虫病等六种疾病，使"六基症"理论进一步得到了系统化发展。现仍在蒙医学病理病机和临床实践中广泛应用，在蒙医学临床指导和理论研究中占有重要地位。

2. 蒙医学基础理论的现代史概述

自 1958 年开始，在内蒙古医学院设立蒙医学专业，招收了首届蒙医学本科生，从此蒙医学教育步入了高等教育行列。当时，蒙医学基础理论课主要以宇妥的《论述医典》和伊希巴拉珠尔的《甘露之泉》（胚胎形成及盛衰病位）等五部著作为主要讲授内容。

为适应现代教学要求，我们对蒙医学基础理论进行了整理，使本课程更加系统化。1963 年 9 月，内蒙古医学院中蒙医系接到了重新编写《蒙医学基础理论》教科书的任务，由基础理论教研室负责编写。当时参考了《论述医典》《秘诀医典》《医宗要旨》《白琉璃》《诃子鬘》《蓝琉璃》《甘露四部》等古籍文献，于 1965 年 9 月第一次用油印版出版《蒙医学基础理论》。书中首次将"五源学说""五脏六腑论""白脉系统"等作为专题进行了系统阐述，为系统发展现代蒙医学基础理论奠定了基础。

1972 年，在三年制蒙医专业招生时对《蒙医学基础理论》进行了一次大修改，增加了阴阳学说等内容。此后至 1976 年，每年招收蒙医学学生都用油刻版重新印刷使用。这是蒙医学基础理论系统化的第二步。1974 年锡林郭勒盟蒙医研究所编辑出版的《蒙医学基础知识》一书，为蒙医学基础理论研究提供了较好的参考资料。

1979 年，在内蒙古蒙医学院招收五年制蒙医本科生时，对《蒙医学基础理论》一书又做了一次大修改，同时也将天文历法五源学说、脏腑理论、六基症理论、寒热症理论、脏腑病变基本特征等内容作为专题进行了系统论述。这是蒙医学基础理论系统化的第三步。

1986 年由著名蒙医学家白清云教授主编的《中国医学百科全书·蒙医学》、1988 年由巴·吉格木德主编的医药高等院校教科书《蒙医学基础理论》及 2002 年由策·苏荣扎布主编的《蒙古学百科全书·医学》等著作，进一步充实了蒙医学基础理论，为蒙医学基础理论的传承和发展做出了贡献，这是蒙医学基础理论系统化的第四步。

（四）蒙医学基础理论的基本特点

以阴阳、五源学说为哲学指导思想，以整体观和病理变化的基本病因及疾病本质进行辩证分析和治疗，是蒙医学基础理论最突出的特征。

1. 整体观点

把人体看作是三根与七素有机统一的整体；研究三根和七素相互依存关系形成的胚胎和发育；发育成熟后经津液七精华及其分解的精华与糟粕；脏腑等人体各器官的活动规律及其相互关系等。把人体与自然环境相互对立看作是一个整体并把居所、气候、食物、生活等自然环境对人体造成的各种影响和人体对其反应的能动性等作为主要研究对象。

2. 辨证施治

将所有疾病的基本病因归纳为六基症，从病因角度进行分析；将所有疾病的本质归纳为寒热两性，从疾病本质角度进行分析；将所有疾病病位以五脏、六腑为主，归纳为五官、血管、七素三秽等，从病位角度进行分析；并以病因、本质、病位等为主，与疾病发展阶段相结合，全面综合辩证分析诊断疾病和确定其治疗原则。

阴阳、五源学说应用于蒙医学之后，便成了蒙医学基础理论和临床的哲学指导思想。

在生理方面主要包括胚胎形成理论、三根理论、七素理论、脏腑理论和五官、白脉、血管系统等，均以三根与七素三秽相互依存的协调关系为主，研究人体对立统一的整体关系为基础。

在病理方面主要包括病因、病缘、病变、病类、六基症、寒热症等内容，均以三根与七素相对立的相克关系为主，将基本病因归纳为三根（赫依、希拉、巴达干）和总病因为六基症（赫依病、希拉病、巴达干病、血病、黄水病、粘虫病），将疾病本质归纳为寒热两性，对其进行综合分析和诊治。

在诊断学方面主要在"问、望、触"三大诊法基础上对疾病进行辩证分析；包括对其疑似病用益害施治探测法和唯物辩证观点根据辨病十据对疾病病根、本质、病位进行准确诊断和治疗。

3. 治疗病因

蒙医在治病方面注重治其病因。治疗原则包括总体治疗原则和具体治疗原则两部分，从整体角度把握三根与七素的关系，将疾病"病根、本质、病位"等三个与疾病发展阶段相结合，综合分析确定治疗原则。治疗方法以治疗原则为先导，具体治疗方法依从其治疗原则。治疗方法归纳为总体疗法和具体疗法两个部分内容，又包括"四施"（蒙古语称尤仁德格，即对治或施治，包括饮食、起居、药物、疗术四种具体疗法）的灵活使用等若干具体疗法。故蒙医在诊治疾病时治疗病因是其重要特点。

二、蒙医学基础理论的重要性

蒙医学基础理论为蒙医诊断学、治疗原则与方法、蒙药学、方剂学、疗术及临床各学科等提供理论指导，并成为重要基础课程。不仅对揭示人体生理、病理等一系列生理活动规律有着重要作用，而且还对发掘和研究人体生理和病理等一系列未知现象具有重要意义。

蒙医学基础理论具有很强的实践性，它是在经过长期实践检验的基础上产生并在长期指导临床实践的过程中，不断经历实践的千锤百炼而发展起来的理论。这一发展历程表明，必须把理论紧密结合于临床实践并不断经过实践的考验才能得到提高。

在实践经验基础上产生的，以当时的朴素唯物论和自发辩证法的哲学理论为指导思想而系统化的蒙医学基础理论，也必将通过阴阳、五源学说的优化并以辩证唯物论哲学思想为指导才能进一步系统化。

蒙医理论，在保存古代传统蒙医药理论与实践特色的基础上，直到 16 世纪后叶，吸收并应用了天文历法学、植物学、哲学及各兄弟民族医学理论等有关学科理论与研究方法才得以迅速发展。这就说明，我们运用有关现代自然科学研究方法对其进一步研究时必须保存其特征和理论体系。

时代要求我们必须进一步完善蒙医学基础理论。在科学发展突飞猛进的今天，以辩证唯物论为指导，以临床实践为标准，随着蒙医学基础理论的系统化和研究工作日益深入，蒙医工作者们也在一些方面开始运用现代自然科学的研究方法研究蒙医学基础理论（如将分子生物学和细胞生物学相结合研究蒙医学赫依、希拉、巴达干三根理论，蒙古国的学者提出的"蒙医三根与细胞膜相互转换的理论"等研究），相信随着这些现代研究方法的运用，蒙医学基础理论必然会进一步得到科学化和系统化发展。

蒙医学哲学指导思想

第一章　阴阳学说

阴阳五源学说是古人认识自然界的一种认知方法。它认为自然界是由物质构成的，又认为各种事物之间是互相关联的，属于古代朴素唯物论和自发的辩证法哲学思想范畴。古人把它作为分析和解释自然界奥秘的哲学指导思想。阴阳五源学说在蒙医学上应用之后，便成为了蒙医学理论的哲学指导思想。

阴阳五源学说对蒙医学理论的系统化起到了重要作用。临床上以三根理论（赫依、希拉、巴达干理论）、脏腑理论、六基症理论、寒热理论为主要理论基础，对蒙医学基础理论进行深入分析，特别是从哲学角度加以解释，阴阳五源学说具有重要作用。因此，以阴阳五源学说为哲学指导思想是蒙医学基础理论的重要组成部分。

医学上应用的阴阳五源学说，在历经两千多年的临床实践过程中符合客观规律的科学性，总结了蒙医理论与临床结合的精华。因此至今仍成为传统医学临床实践和理论的重要指导思想。但是，因其属于古代朴素唯物论和自然辩证法的思想范围，与现代辩证唯物主义相比，是不够完善的。所以，用其研究自然界一切物质和人体机体内部的复杂生命活动规律是必然存在局限性的。加之在古籍中论述阴阳五源学说时还夹杂着一些机械的唯物论和唯心论成分，所以我们把古代医学上所用的这一阴阳五源学说的内容加以整理应用时，需采用取其精华、去其糟粕的态度。

第一节　阴阳学说的基本含义

阴阳学说是古代的哲学思想，它是诠释自然界一切事物对立而统一的规律。阴阳学说中阳和阴是代表事物相互对立且互相统一的矛盾的两个方面。这个学说属于古代自发的辩证法哲学范畴。

阴阳学说早在春秋战国时期就应用于中医学基础理论。2300 年前，在蒙古族先民意识中就已萌生了事物对立统一的认识，如日月、天地、父母、水火、寒热等具有哲学认知性的阴阳观念。后又被用于蒙医学。例如，古代蒙古人以热性施治法治疗寒性疾病的"蒙古灸"及《内经》中记载的"北方灸疗法"；传统的蒙医学中常以寒性施治法治疗热性疾病的"水疗法""冷敷""酸马奶疗法""放血疗法"等均以阴阳观点为理论导向。14 世纪时，将大量蒙古族饮食和滋补知识收集编著的《饮膳正要》中把阴阳盛衰引起疾病与四季变化规律相结合进行阐述。元朝时期受到中医阴阳学说的影响及 16 世纪末吸收了《四部医典》中简要记载的阴阳内容等。现在蒙医学中使用的阴阳学说，是以唯物辩证法为指导，阐述了蒙医学基础理论中的对立统一规律。

阴阳学说是把自然界一切事物及其运动看作是阳和阴两面。如日阳，月阴；火阳，水阴；热阳，寒阴等。在医学上使用阴阳学说，首先把人体的结构、器官、生理现象、赫依、希拉、巴达干分为阴阳学说中的阴阳两面，进而把疾病的本质、治疗方法、四施分为阴阳两面。如男阳，女阴；五脏阳，六腑阴；阳性脉阳，阴性脉阴；血管阳，白脉阴；希拉阳，巴达干阴；热性疾病阳，寒性疾病阴；热性四施阳，寒性四施阴；热性药物阳，寒性药物阴等。

就这样把事物的本质和现象，如动与静、明与暗、快与慢、热与寒、明面与暗面、上与下、上升（前进）与下降（后退）等对立而统一的两面归属于阴阳两面。从这些例子中可以看出，事物是如何归属阴阳两面的。

阴阳学说属于辩证法的范畴，所以事物阴阳两方面的划分是相对的，不是恒定的。某个事物属于阳性或阴性的哪一方，取决于它的阳性或阴性的哪一方偏盛。换句话说，阳性偏盛的事物属于阳性，阴性偏盛的事物则属于阴性。

无论是阴阳的哪一个方面，都有阳和阴之分。换句话说，阳中有阴、阴中有阳。事物就这样不断地一分为二。这不仅可以把不同的事物分为阴阳两方面，而且表示任何一个事物的内部也有阴阳两方面，矛盾两个方面。就这样，事物可以进一步分化。这种具体问题具体分析，是灵活运用阴阳学说的一个原则。

表 1　事物归属于阴阳的表格

分类	自然事物与它的现象					胚胎形成与生理现象					疾病		脉搏	施治
阳	日	火	夏季	昼	热	男	五脏	阳性脉	血管	希拉	上升（前进）	热性病	希拉病	热症六脉象	热症四施等热性施剂
阴	月	水	冬季	夜	寒	女	六腑	阴性脉	白脉	巴达干	下降（后退）	寒性病	巴达干病	寒症六脉象	寒症四施等寒性施剂

第二节　阴阳对立和依存

阴阳对立而互相依存，成为一切事物矛盾统一的总和。

阴阳是对立的，存在是绝对的。阳和阴不仅代表两个相关的对立物，也代表一个事物中的对立面。从日阳，月阴；火阳，水阴；热阳，寒阴等例子中可以看出，阴阳是对立的两个方面。阳中也分阴阳，阴中也分阴阳，说明事物内部复杂的矛盾性。因此，阴阳的对立不是简单的，而是比较复杂的。

对立的阴阳之间有相互产生、相互依存的关系。无论是阳还是阴，都是以另一个为存在的前提。所以阴阳是相互依存的统一体。这种相互依存是相对的。与没有热，就没有寒一样，没有阳，就没有阴；与没有寒，就没有热一样，没有阴，也不会有阳。胚胎形成时的根本原因是父母的精子卵子（精血）；正常时三根和七素三秽有着相互依存关系，病变时以相互损害关系并存；疾病的本性分为热性与寒性两种；治疗寒性病时用热性四施或对治（即选用饮食、起居、药物、疗术均为热性的），治疗热性病时用寒性四施或对治（即选用饮食、起居、药物、疗术均为寒性的）；治则上的滋补方法和泄消方法等都以对方为存在前提用相反的施治方法。阴阳依存也同样把另一个作为自己存在的前提。用人体生理举例，身体各器官的功能必须得到饮食的营养，才能充分发挥其功能；与此相适应，饮食中的营养物质必须依靠身体的三根和胃、肠、肝等脏器的消化功能，才能使人体所需的津液精华转化，弥补七素和三根的衰减，滋补脏腑机体。因此有营养的食物是为器官和生理活动充当营养仓库，器官和生理活动为加工营养食品的推动力。由于所指的行为和活动是动态的，因此属阳；营养食品等物质是相对稳定的，因此属阴。阴阳这样相互作用、相互促进的过程，是阴阳相生、相依的具体表现。

第三节　阴阳的盛衰与平衡

　　阴阳相互依存并不是永远静止不变的，而是不断地发生着盛衰变化，也有这个前进就那个倒退的现象。但由于阴阳之间相互制约，一般情况下，不会出现哪一种偏盛、哪一种偏衰的现象，而是保持着动态平衡状态。比如，自然现象四季中春暖、夏热，秋凉、冬寒的交替是阴阳相互前进倒退或盛与衰变化的一种动态形式。《论述医典·时节篇》中有"冬至，日北转之时，必有强烈的锐热烈性，风与太阳之力，收集月与地之效"；"夏至，日头南转时，其力升凉月终日，日力减"的记载。这里所指的"风与太阳之力"指的是阳性的力量，所谓"月与地之效"指的是阴性的力量。蒙医古代的"日""月"，其原意是从冬至到夏至（阳极），阳力日增，阴力日减；从夏至到冬至阴力日增，阳力日减，阴阳一个倒退，一个前进，指气候温度交替的规律。这种季节气候变化在蒙医学中被称为"时间上的平衡"。

　　随着自然气候的这种变化，人体内部的阴阳也会能动性地与环境相适应而发生生理性变化。对此，《时节篇》中记载："体力冬大，暮春小，秋春中。""体力"所指的是身体力量。在春季，随着阳性的增强，人体内部属火行的血液希拉之主位的肝脉搏动以细弦为明显；在冬季，随着阴势的增强，人体内部属水行的巴达干之主位的肾脉搏动以柔迟为明显。这即是随着自然气候的循环变化人体内部也适应性地发生阴阳盛衰之变化。

　　如不存在阴阳的这种变化，也不可能有事物内部对立和平衡发展变化。若阴阳之间的相对平衡失调，三根也会随之失去平衡而引发各种疾病。

阴阳的盛衰、前进倒退变化超出了相对平衡范围，在一定条件下也会由阳性转化为阴性，由阴性力转化为阳性力等。阴阳的这种转化会引起事物性质的变化。例如，在疾病的发生发展过程中，由于受外部条件的影响，热性疾病可转化为寒性，寒性疾病也可转化为热性。在临床上这种现象偶尔会发生，例如治疗热性疾病时过多使用寒性施治法可转化为寒性疾病，治疗寒性疾病时过度使用热性施治法也有可能转化为热性疾病。通常了解这些规律在临床工作中非常重要。若从阴阳角度诠释治疗原则，即为失去阴阳平衡关系，治疗疾病时应守将其转化为保持体内三根与七素相对平衡的原则。例如对热性疾病用寒性四施（对治）进行治疗，对寒性疾病用热性四施（对治）进行治疗，对希拉病进行泻疗法，对胃火衰弱病进行调补胃火治疗等调理阴阳平衡及辨证施治方法。

第四节　阴阳的普遍性与独特性

在自然界万物生长、进化、发展的整个过程中，都存在着阴阳对立和统一的运动规律。这就是阴阳的普遍性或广泛性。人体从胚胎形成至发育、生长、生病、体弱、衰老至死亡等"生老病死"的整个生命过程中都存在着阴阳对立统一的运动规律。一个疾病的发生发展至转归的过程也是如此。所以阴阳对立普遍存在于自然现象、生理现象、病理现象的全过程。就自然界而言，日阳，月阴；火阳，水阴；昼阳，夜阴；热阳，寒阴……以人体来说，五脏属阳，六腑属阴；阳脉属阳，阴脉属阴；血管属阳，白脉属阴；希拉属阳，巴达干属阴等。对疾病本质而言，希拉偏盛的热性疾病属阳，而巴达干偏盛的寒性疾病属阴等。对疾病治疗而言，热性四施法属阳，以滋补身体之阳（希拉）；寒性四施法属阴，以滋补身体之阴（巴达干）。因此阴阳在一切事物中广泛存在，也就是阴阳的普遍性。

每种事物或事物发展变化过程的每个阶段中的阴阳存在形式和运动都有其独特性。在蒙医临床上了解这个问题，具体问题具体分析，对治疗疾病具有重要意义。

不同体质特征和年龄（儿童、青壮年、老年）的人其体质与身体各个器官的结构、功能、特性等亦不同。所以不同体质的人得同一种疾病或存在于不同脏腑时会出现不同的病变和症状。这是由人的体质、结构、生理机能和病变的特性所引起，用阴阳学说来诠释是属阴阳独特性问题。

第一章　阴阳学说

生理方面的阴阳特性：因人体各个器官的本性和机能不同，所以其阴阳特性亦不同。用五脏举例来说，心脏是脏器，所以是阳性的，但其依存于三根中的赫依是阴阳两性的。肺是脏器为阳性，但其依存于三根中的巴达干属阴性。肝是脏器为阳性，且肝属火源，在肝内存在的希拉将食物精华转变为血，血的清浊生化等都属阳性。肾是脏器为阳性，但肾内存在的巴达干和肾分泌尿液的功能属于阴性，因此肾脏虽属脏器为阳性，但却是巴达干过盛的脏器。每一个器官具有其独特的生理特性，从阴阳的角度来考察，其阴阳特性就明显了。

当人体自身出现矛盾且在自身处理的过程中出现障碍时，阴阳的这种关系被破坏，阴阳两方的一方偏盛或一方偏衰即会引起病变。同理，也可以此来解释三根与七素三秽的相互关系被破坏的病变变化。如阴阳中任何一方比正常时的过多或过少都会改变赫依、希拉、巴达干，而引起疾病。一般来说，阳多和阴少则可出现奇素、希拉热偏盛，巴达干减少而患热性疾病；阴多阳不足时，也可发生巴达干寒偏盛，引起胃火衰弱性病变。也就是说，热属于阳盛的范围，寒属于阴盛的范围。但阴阳并不等于寒热。寒热在阴阳的范畴之内，而不是阴阳在寒热的范畴之内。

由于人的体质特征（个性）、年龄（儿童、青壮年、老年）、生活习惯、发病季节、胃火、体力、病因、病缘、病位等的不同，从而使疾病轻重及疾病性质（寒、热）或疾病发展阶段的变化及结果方面都具有独特性。同一种疾病在上述不同的情况下出现不同的症状、发展过程及需采取不同的治疗原则和恢复方法等，因此在观察和治疗疾病时，必须注意这些独特性。只有这样，才能具体情况具体分析和处理。这就是阴阳的独特性。

在诊断疾病及其对疾病变化辨证分析时，把患者的年龄、体质特性、病因等辨病十据（古籍文献中又称为"辨病十要"）作为重要依据，也是临床上强调体质特性的主要原因。

以包如病为例：包如病是赫依、希拉、巴达干、奇素（血）四种病因聚合而成的聚合性疾病。但由于其病因、病缘、病位、病变阶段的不同，也会出现不同的病理变化，有时会出现疾病性质方面的不同。从病因病缘而言，热性条件诱发奇素病因引起的包如病是始于以肝脏奇素希拉症状为主的热性疾病；寒性条件诱发的消化不良引起的包如病则是始于巴达干宿位之胃，且表现为以巴达干和消化不良等症状为主的寒性疾病。从病位而言，呈现肝包如病以奇素为主，胃包如病以巴达干为主，小肠包如病以希拉为主，大肠包如病以赫依为主等特点。从疾病发展阶段而言，早期以奇素、希拉增盛为主，故称包如病的热盛阶段；中期以奇素、希拉热与巴达干的寒相搏，故称包如病的寒热相搏阶段；晚期以陈旧的巴达干、赫依增多为主，故称包如病的寒积沉底阶段或寒盛时期。由于体质特性、生活习惯等不同或多或少会引起独特性病变。

总之，运用阴阳理论观点时需在认同阴阳普遍性的基础上，注意阴阳的独特性。这对疾病的发生、发展、转归等进行正确分析、诊断和治疗疾病都具有重要意义。

第五节　阴阳学说在蒙医学中的应用

阴阳学说用于蒙医学之后，不仅成为蒙医学基础理论的重要内容之一，而且在临床上诠释理论性问题时具有指导性意义。

1. 从生理学而言，将人体组成部分及脏腑等组织器官用阴阳两面去诠释。例如，五脏和六腑，黑脉（血管）和白脉（神经），阳脉和阴脉，三根和七素三秽等均归属于阴阳两面。

2. 病理上因三根七素相克而引发疾病；赫依、希拉、巴达干及七素、三秽的增盛偏衰、相搏为疾病秉性；所有的疾病视其本质可归纳为热性疾病和寒性疾病；热盛越岭和寒积沉底的两极分化；从热性转为寒性，从寒性转变为热性等病变以阴阳学说观点诠释。

3. 诊断学中的诊脉学可将正常脉象分为刚脉和柔脉，疾病脉象的总十二种脉象可分为热症六脉象和寒症六脉象，疾病症状总体可分为寒性和热性等均以阴阳学观点诠释。

4. 临床上针对疾病的性质运用热性施治和寒性施治两种不同治法；针对疾病症状的轻重和缓急运用软疗法和猛疗法；结合疾病所侵犯的部位采取不同的方法，如巴达干病在胃部用催吐疗法，希拉病在肠道则用泻疗法；针对疾病的性质确定寒热疗法中的灸疗法和放血、热敷或冷敷、热阿尔山疗法或冷阿尔山疗法。在药学上将药力归纳为热寒两性；药物八性可分为热性的轻、烈、糙、锐和寒性的重、腻、寒、钝两种；药物和食物的六味，清热的甘、苦、涩等三味和祛寒的辛、酸、咸等三味均可归纳为阴阳两面。因此，无论哪一种都可以用阴阳学说来诠释。

第二章　五源（五行）学说

　　古代唯物主义哲学理论就是把自然界的一切事物归属于五种物质，并用这五种物质的性质、效能、作用和它们之间的相互联系来解释和说明自然界一切事物的相互关系，进而用在一切事物相互依存、相互作用的过程中发生、发展和变化的唯物辩证法的整体观点来认识和解释自然界发展规律，这即为五源（五行）学说。

　　自然界中的土、水、火、气、空或木、火、土、金、水五种物质称为五源。前者是天文历法五源学说，后者是星命五行学说。

　　1. 五源学说的起源：中国、印度、希腊等古代朴素唯物主义者认为世间万物并非由神灵所创造，而是由几种原始物质进化发展起来的结果。古印度的朴素唯物主义者们将这几种原始物质视为土、水、火、气（后来加了空）；古希腊朴素唯物主义者认为是水、火、气、土四个（希腊四源理论）；古代中国朴素唯物主义者认为世界是由木、火、土、金、水等原始物质进化而发展起来的。他们通过长期的实践认识到在事物的变化和发展过程中，不仅有阴阳学对立而又互相统一的规律，而且还存在更为复杂的关系，要解释这种复杂关系，就用这五种物质的特性和它们之间的相互关系来解释和说明自然界事物之间密切联系的规律，五源即是用于解释自然界的一种工具。五源学说认为：世界是由最初的几种物质产生、变化和发展起来的结果。而且还认为各种物质之间有着相互密切联系的规律，是属于古代朴素唯物主义和自发辩证法思想范畴。将这一哲学思想应用于医学对古代医学理论系统化起到了重要的指导作用。其中，天文历法五源学说是在公元前 500 年时融入阿育吠陀（Ayur-Veda）医学的。在 14 世纪时，印度的大乘经卷《金光明经》被译成蒙古文传播以来，古印度的阿育吠陀（Ayur-Veda）医学中的"赫依-希拉-巴达干"病理学理论和印度五源（元）理论也随之传播，并被蒙医学吸收，为蒙医学理论的系统化起到了关键性作用。

2. 蒙医五源学说系统化的现代研究：五源学说，尤其是天文历法五源学说，一直是蒙医学理论的重要哲学指导思想。但在古代医学家们的著作中，并没有将五源学说作为专题进行系统阐述。

古印度阿唷吠陀（Ayur-Veda）古典著作《医经八支》（八支精要）、藏医学经典著作《四部医典》和蒙医三大经典著作之一的《甘露四部》等古籍文献中都有五源学说的内容，主要是解释五脏六腑等器官；骨骼、肌肉、脉管等身体结构；食物和药物的味道、功效、作用等归属于五源方面的内容。它的内容多而分散，要整理这些分散的内容，就需要从很多篇文章中去斟酌。

此外，天文历法五源学说的基本知识，是用每个源的特性、效能、作用等作为五源学说的重要基础知识，其内容在古代医学家的著作中都未曾记载过，而在天文历法学的专著中有记载。要系统地论述五源学说，就必须运用五源学说的基础知识。原内蒙古医学院吉格木德老师从 1964 年开始收集整理这方面的内容，并做了系统研究：①将古代医学著作中分散的关于五源分类的内容放在一起研究。②将天文历法学的专著，即西藏第司·桑结嘉措著的《白琉璃》及17世纪蒙医学家、占卜家罗布桑丹僧扎拉仓的著作中的天文历法五源的特性、效能、作用等基础知识从藏文翻译成蒙古文,并结合蒙医学进行了研究和说明。

在东方五源(五行)学说理论中有两种五源学说:①五源学说,土、水、火、气、空称为天文历法,是古代印度天文历法;②五行学说,木、火、土、金、水为星命,是古代中国天文历法。这两种五源学说运用于蒙医学已有几百年的历史。在两者中与赫依、希拉、巴达干三根理论密切相关的天文历法五源学说理论在蒙医学上的应用更为广泛。

第一节　天文历法五源学说

土、水、火、气、空等五种物质称为天文历法五源。蒙医古籍文献中又称为"五根"或"五源"。用这五源的特性和其相互之间的关系解释自然界一切事物的性质、发生、发展及相互关系的学说称为"天文历法五源学说"。

据史料记载，天文历法五源学说源于2500年前古印度朴素唯物主义者们提出的土、水、火、气四源学说，后来在四源之上又加了使事物依存并增多和运动空间的"空"源，便形成了五源学说。五源学说最早成为了古印度阿育吠陀医学（Ayur-Veda）理论的哲学指导思想，后于14世纪开始流传到蒙古地区。传入蒙古地区后，应用于蒙医学基础理论中，如胚胎形成、致病外缘（饮食、起居、气候、其他外缘）及人体三根与七素三秽、生理、病理、诊断学、治疗原则、治疗四施（食物、起居、药物、疗术）等均用天文历法五源学说来解释。

一、天文历法五源各自的特性

天文历法五源各自的特性，从每个源的特性、效能、作用三个方面来说明，即将自然界一切事物的性质归属于五源并根据五源的关系来解释其起源、变化、发展时均以五源自身的秉性、效能、作用为依据。因此要把事物归属于五源时，首先要认识五源各自的特性。在第司·桑结嘉措的天文学著作《白琉璃》中将土、水、火、气、空的特征均用每个源本身的秉性、作用、效能三个方面进行了解释说明。他的注释中虽然有些东西是机械性的，但一般来说，已大致表达了五源的基本特性。因此，已成为近代蒙医学中应用五源学说的主要依据。其基本内容如下：

1. 土源：土源是以坚、重、固、钝、柔、腻、燥为其秉性；具备色、声、气、味、感等五种效能；对物质有稳固、增重、康复、壮大、增多、生长、滋补等作用。

2. 水源：水源是以稀、寒、重、钝、腻、柔为其秉性；具备色、声、味、感等四种效能；对物质有滋补、柔化、连接等作用。

3. 火源：火源是以热、锐、燥、糙、轻、腻、动为其秉性；具有色、声、感等三种效能；对物质有成熟、明色、助火等作用。

4. 气源：气源是以轻、动、凉、糙、淡、燥为其秉性；具有声、感两种效能；对物质有动、扩散、康复、增多等作用。

5. 空源：空源是以空虚为其秉性；只有声一种效能；对物质有存在、增多和运动提供空间和物质之间的隔空作用。

五源中所指的秉性是指每个源的特有的性质或本质。效能是指人体五官所感应的对物质的反应，作用是指五源在物质发生、发展、变化中所起的作用。人们认识事物时，是通过被五官所感知的物质反映来获得感性认识。从五源学理论来讲，这个反映就是五源的效能。将物质反映获得的感知进行系统提炼，可认识物质的本质。换句话说，该物质属该源的秉性。在此基础上，才有可能认识到物质的作用，进而才有可能利用它的作用。以水源为例，属水源的物质将通过色、声、味、感等四种效能的反应来认识物质的潮、湿、水的特性，进而利用水源对物质的滋补、柔化作用。

二、天文历法五源的归属

根据有关物质的不同表现、性质和作用进行比较、观察，相应地将它们回归属于土、水、火、气、空五源的分类方法，称为五源归属。把事物归属于五源时将五源各自的秉性、效能、作用作为主要标准，如该事物含有哪种源的秉性、效能、作用且为主，自然就会被归属于该源。

自然界的事物，包括人体各器官都由五源构成。但是，在这些物质（器官）中五源所占的比例是不同的。因为另一源可能占有主要地位，另外一源可能占有次要地位，因而物质间出现区别。例如，自然界中的水物质是以水、土、火、气四源聚合而成，虽以空源为存在空间，但由于水物质的比例占有主要地位，所以把它归为水源，从而区别于其他物质。

在古籍文献中把人体组成部分和有关物质归属于五源如下所述：

1. 三根（赫依、希拉、巴达干）的五源归属：赫依归属于气源，希拉归属于火源，巴达干归属于土和水源，空源则普遍存在于赫依、希拉、巴达干三根中，成为三根之运动空间。

2. 人体各部分和器官五源归属：《论述医典》中记载"土源可产生肌肉、骨骼、鼻、嗅觉；水源可产生血液与舌、味觉与水分；火源可产生体温、色、目、视觉；气源可产生呼吸、皮肤和触觉；空源可产生外窍、耳、听觉"等。这就说明人体的这些部分和器官分别具有五源属性。

3. 五脏五源归属：《金光注释集》中记载"五脏是五源精微之崇。五脏之所以成为五源精微之崇是因为，心以空源精微为主，属心意之崇；肺以气源精微为主，属内呼吸之崇；肝以火源精微为主，属体温之崇；脾以土源精微为主，属坚重之崇；肾以水源精微为主，属体液之崇。吸取五源精微之崇称为脏。心脏和心意依靠空源；肺和呼吸依靠气源；肝和体温依靠火源；脾和坚重依靠土源；

肾和体液依靠水源"。这就是以五脏中各脏器吸收各自所属五源的精微为主来说明五脏与五源的归属关系。

4. 六腑五源归属："六腑是五源精微分离的浊物蓄积之囊。例如食物通过食道进入胃部后，通过胃的消化与吸收分离精微与浊物，浊物将聚集胃下部进入下一步消化过程。那么胃部分离的浊物具有土源属性的黏液。胃与脾脏具有脏腑依存关系，所以胃是土源属性的浊物蓄积之囊。食物通过胃消化分离的精微具有火源属性，到达肝脏后成为奇素。胆与肝脏具有脏腑依存关系，所以胆是火源属性的肝脏浊物蓄积之囊。食物之浊物通过调火赫依的动力在小肠聚集。小肠与心脏有脏腑依存关系，所以小肠是空源属性的心脏浊物蓄积之囊。食物之浊物通过下清赫依的作用在大肠聚集。大肠与肺脏具有脏腑依存关系，所以大肠是气源属性的肺脏浊物蓄积之囊。食物之浊物到达消化道末端分离成大小便，分离液体小便通过膀胱排除体外称为尿液。膀胱与肾脏有脏腑依存关系，所以膀胱是水源属性的肾脏浊物蓄积之囊。七素的最终分离产物之浊精子卵子在三舍聚集。三舍与五源属性的五脏具有脏腑依存关系。因此，浊物蓄积和浊物的去所称为腑。精华之浊物黏液蓄积胃与脾脏依存，所以是土源浊物蓄积之囊。胆与火源属性肝脏相互依存，所以是奇素浊物蓄积之囊。大肠与气源属性肺脏相互依存，所以是食物残渣等浊物蓄积之囊。膀胱与水源属性肾脏相互依存，所以是尿液浊物蓄积之囊。小肠与空源属性心脏相互依存，所以是食物浊物总蓄积之囊。三舍与五源聚集的五脏相互依存，所以是五源聚集的精子、卵子浊物蓄积之囊"。六腑中的各腑由某一源精微之浊物蓄积为主归属到某一源和五脏各自归属五源的依存关系来说明六腑归属五源。

5. 饮食和药物六味的五源归属：医学《论述医典》中记载"土、水源聚合产生甘；火、土源聚合产生酸；水、火源聚合产生咸；水、气源聚合产生苦；火、气源聚合产生辛；土、气源聚合产生涩。这样两种源合在一起产生一种味"。也就是说：①甜（甘）味是由土、水源结合在一起产生的；②酸味是由火、土源结合在一起产生的；③咸味是由水、火源结合在一起产生的；④苦味是由水、气源结合在一起产生的；⑤辛（辣）味是由火、气源结合在一起产生的；⑥涩味是由土、气源结合在一起产生的。这样两种源结合在一起产生一种味道。

甚至药物的味道、性质、药力、效能和四施都归属于五源。

把有关的事物都归属于五源，用五源的秉性、效能、作用来解释事物的性质及作用，并用五源的相互关系来解释事物之间的关联即为五源学说的基本内容。

天文历法五源的归属是以某一事物的特性、效能、作用与五源中某一源的秉性、效能、作用相类似为依据，因此有时不能真正反映事物的本性。但把研究对象用归类归属的方法去进行研究，具有知其一，观其众的意义。

在蒙医学理论中，把人体结构、脏腑、五官、赫依、希拉、巴达干等与人体相关的自然界事物归属于五源。归属于五源的物质有的是以某一源为主，有的是以某两个源相等为主，因此依据实际情况物质大多以一至两个源为归属。例如，肾是以水源为主，赫依是以气源为主，胃是以土源为主，等等，都归属一种源；但巴达干是以水、土两个源为主，咸味是以火、水两个源为主等。与医学相关的事物和人体器官等的分类表述如下：

表 2-1 五源的归类表

被归类人体结构 / 五源学	按秉性归类 三根	按根源归类 五脏	六腑	三舍（具有五元聚集性）	按起源归类 七素、热、脉、运行孔道	精子和卵子是五元聚集	五官	五官的五位	感官
土	巴达干	脾	胃	三舍（具有五元聚集性）	骨、肌肉等身体的坚实的结构	精子和卵子是五元聚集	鼻	嗅	嗅觉
水		肾	膀胱		黄水等水分与脑、白脉、阴性脉		舌	味	味觉
火	希拉	肝	胆		胃火、血、阳性脉、血脉		目	视	视觉
气	赫依	肺	大肠		气、中央脉、神经		触觉器官	触觉感受器	触觉
空	滋补所有	心	小肠		外窍、脉窍、精华运行孔道，心意等		耳	声	听觉

表 2-2 五源的归类表

五源	土＋水	火＋土	水＋火	水＋气	火＋气	土＋气
六味	甘	酸	咸	苦	辣	涩

三、天文历法五源学在蒙医学中的应用

五源学理论流传于蒙古高原后，蒙医学中的胚胎形成、生理、病理、诊断学、蒙药学、蒙医方剂学、食疗法、外疗法等基础课程

的各学科及临床各学科均将五源视为其哲学理论指导。尤其"赫依-希拉-巴达干"理论直接将五源学说视为其哲学指导思想。

首先，用整体观去阐述人体所有组成部分及器官和与医学相关的自然界事物的本质，并同时解释人体各器官之间的关系和人与自然之间的关系。进而将人体各组成部分和医学相关的自然界事物均归属于五源，并阐明其人体组成部分、器官、自然界物质等的性质。在此基础上，归属于五源的人体组成部分、器官、自然事物之间的关系用五源之间的关系去解释。同样利用它们之间的相互关系及相对平衡关系规律去保护人体健康或治疗疾病。

例如：希拉、血、肝脏、胆、阳脉等归属于火源，因此解释其热性症状及归属同一源关系。还可将火、太阳、炎热季节、温热居所、酒、陈旧肉等饮食，热锐性的辛辣、酸味、咸味的食物和药物等归属于火源，并用其说明自然现象和物质特性。如此，指出了合理摄入这些火源属性的自然现象和物质将滋补体内火源，若火源在体内过盛将引起热性疾病的一般规律。

与之相反，凉水、寒冷的气候、阴凉居所、寒性果蔬、酸马奶等饮食，冰凉钝性及甘苦涩味的食物和药物等均归属水源，其本质为寒凉。如此，指出了合理摄入这些水源性的自然现象和物质将控制机体内的火源过盛或降低过盛火源，若水源在体内过盛将损害体内的火源（热能、胃火）而引起寒性疾病的规律。

赫依、希拉、巴达干理论是将五源学理论在人体内具体化的理论。例如：将赫依归属于气源，希拉归属于火源，巴达干归属于水与土两源，赫依-希拉-巴达干（三根）均归属于空源等。即赫依-希拉-巴达干理论成为蒙医学基础理论的指导性理论。在《论述医典·胚胎形成篇》中运用五源学理论去解释人体胚胎形成时"无土源时将无法形成胚胎，无水源时胚胎将无法发育，无火源时胚胎将无法成熟，无气源时胚胎将无法增盛，无空源时胚胎将无发育空间"等记载。伊希巴拉珠尔《甘露之泉》中记载"人体胚胎是由具五源属性的父之精子与母之卵子聚合而形成"。由此，胚胎形成时精卵中必须有五源属性（也就是说必须有赫依、希拉、巴达干，故蒙医学理论认为"赫依-希拉-巴达干"三根是在胚胎形成之时就已形成）且五源之间必须相互均等，土、水、火、气四源对胚胎具有逐渐形成、发育、成熟、繁盛等作用，而空源具有为胚胎形成与发育时提供空间及为胚胎体输送津液精微时开通孔道的功能。

胚胎发育成熟时用五源学来解释。胎儿各组织器官均由母体所吸取的富含五源食物的营养供给并滋补归属五源的胚胎各器官。即"土源能滋生肌肉、骨骼、鼻、嗅觉；水源能滋生血与舌、味觉与水分；火源能滋生体温、色、目、视觉；气源能滋生呼吸、皮肤和触觉；空源能滋生窍、耳、听觉"。例如，甜味食物属土源和水源，因此主要滋补胚胎发育过程中的归属于土、水源的巴达干、肉、骨、水分等。酸味食物属火、土源，因此主要滋补胚胎发育过程中归属于土、火源的希拉、胃火等。

发育成熟的人体从赫依、希拉、巴达干开始至五脏、六腑、五官、脉道等人体各部及各器官均归属于五源，并用五源理论去解释其各部性质、功能及相互关系。例如，《金光注释集》中记载"五脏是五源精微（津液精华）之崇。六腑是五源精华、浊物蓄积之囊"，不仅用五脏六腑归属五源去解释五脏六腑的性质、生理功能及其相互之间的关系，而且还用食物消化吸收过程中分离的精华、浊物关系去解释五源，因此事实上用整体观的五源学说理念去深度剖析人体，人体则是由赫依、希拉、巴达干与七素相互作用形成的统一整体。

将病理学上的病因、病缘、病变、疾病性质等均运用天文历法五源学理论进一步论述。例如，具有火源属性的热性食物、起居、气候等刺激因素过多会引起人体内火源增盛性血希拉性为基础的热性病变。热性疾病属于火源过盛范围，因此治疗时通常采用水源性的"寒性四施"治疗的原则。

首先，在诊断学上，把所有疾病的病因归纳为赫依、希拉、巴达干、血、黄水、虫六个基本病因，把所有疾病性质归纳为寒性和热性两大类型，并进行鉴别诊断，也从五源学角度去分析：对于赫依过盛的疾病会突出气源的轻、动、粗糙的特性；对于希拉过盛的疾病会突出火源的热与锐性特征，如身体出现发热等症状；对于巴达干过盛的疾病会突出土源的固、坚、重性与牢固、加重等特性作用与表现为水源性的湿润性功能。依据这些特性进行分析和辨证施治。

在药物学上，在进一步深入分析和研究药物的六味、十七效能、八功效、二力时，天文历法五源学起着重要的作用。例如，甘味由土和水源产生，热效能由火源产生，重性来自土源，药物的热力来自火源，等等。

其次，从哲学角度分析和探讨饮食、起居、药物、疗法、治疗原则和方法以及临床各学科中的理论性问题时主要运用天文历法五源学理论，并在临床工作中常常与赫依、希拉、巴达干三根理论、七素理论、五脏六腑理论、体质理论、寒热理论等密切结合起来应用。

第二节　星命五行学说

木、火、土、金、水等五行为星命五行。用这五行之母子、友敌关系来解释自然界一切事物的形成及其相互关系的学说为星命五行学说。

星命五行学属于中国古代朴素唯物主义哲学范畴。应用于医学已有两千多年的历史。后来受龙树《医药月帝》的影响这一理论被引入了《四部医典》并进入了藏蒙地区。虽说星命五行学在蒙古地区流传较久，但从 16 世纪末才开始应用于蒙医切脉诊断研究之中。在《后续医典》的诊脉学章节中将四季和五脏归属于星命五行学。即由星命五行学中的母子、友敌关系解释五脏之间的相互关系和随四季自然变化去解释五脏脉搏的变化。

一、星命五行学的归属

五行学说传播至蒙古地区虽然为时已久，但因为它与蒙医学之"赫依""希拉""巴达干"理论还不能完全结合，故从 16 世纪才在蒙医学脉诊上开始应用。兹把五行归类的部分内容列表如下。

表 3　蒙医学运用星命五行归属内容说明表

五行	五气	脏	腑	脏脉	腑脉	四季	五方	五色
木	生	肝	胆	肝脉	胆脉	春	东	青
火	温	心	小肠	心脉	小肠脉	夏	南	赤
土	合	脾	胃	脾脉	胃脉	四季间隙和中央		黄
金	分	肺	大肠	肺脉	大肠脉	秋	西	白
水	湿	肾	膀胱	肾脉	膀胱脉	冬	北	黑

　　五行在蒙医星命脉诊中的应用：四季、五行、脏腑与脉象的相互关系，春夏秋冬及四季间隙期共为五时。即春属木，命脉为肝；夏属火，命脉为心；秋属金，命脉为肺；冬属水，命脉为肾。每季末的十八天，计七十二天则为脾土脉旺盛运行之时。从而以五行的生克乘侮的变化规律具体地解释人体生理和病理现象，并指导临床诊断与治疗。

　　在蒙医学理论受星命五行学影响以来，依据《后续医典》的记载，把四季、五脏、六腑等若干相关事物归属于星命五行学。春属木，春季三月木行旺盛，其初七十二天为肝脉运行；夏属火，夏季三月火行旺盛，其初七十二天为心脉运行；秋属金，秋季三月金行旺盛，其初七十二天为肺脉运行；冬属水，冬季三月水行旺盛，其初七十二天为肾脉运行；每季末的十八天共七十二天为土行旺盛之时，脾脉运行。因此，根据星命五行的生克关系和变化规律具体解释人体生理功能和病理变化现象，并指导蒙医学的临床诊断与治疗。根据此理论春季是木行，夏季是火行，秋季是金行，冬季是水行，四季间隙是土行。心脏是火行，肺是金行，肝脏是木行，脾脏是土行，肾脏是水行等；把六腑胆、小肠、胃、大肠、膀胱和三舍等依次归属于木、火、土、金、水等。但当时未能与赫依、希拉、巴达干三根理论相结合应用。

二、星命五行学的母子、友敌关系

　　木、火、土、金、水之间存在着母子友敌关系，并以此来解释事物间的相互关系。在《后续医典》的《以触脉认病》章节中将四季和五脏按五行方法归类，在明确随季节变化而出现的五脏脉搏的基础上，进一步将"木、火、土、金、水五行轮转为母子关系，火、水、土、木、金五行轮转为友敌关系"来表达母子、友敌关系。

下面把母子、友敌关系分为母子关系和友敌关系两部分来讲解。

1. 母子关系：某一行为另一行之母时，另一行为某一行之子，双方聚合在一起形成母子关系。例如，木行是火行之母，火行是木行之子，木-火两行即形成母子关系。作为母行将孕、育、滋养子行，子行依托母行之助力被滋养归属。如木行之子火、火行之子土、土行之子金、金行之子水、水行之子木等；再运转时木行之母水、水行之母金、金行之母土、土行之母火、火行之母木。故母子关系是相生关系。

2. 友敌关系：某一行是另一行之友时，另一行为某一行之敌，双方聚合在一起形成友敌关系。例如，土行是木行之友时木行是土行之敌，木行与土行即形成友敌关系。友行将作为后盾支持，敌行将作为限制反抗之关系存在。如木行之友土、火行之友金、土行之友水、金行之友木、水行之友火等。再运转时土行之敌木、金行之敌火、木行之敌金、火行之敌水、水行之敌土。故友敌关系是相生相克关系。

在友敌关系中，虽某一行会被另一行相克，但也会克某一行。例如，当火之敌是水时，火本身也是金之敌。五行中的任何一行为某一行之友时即为另一行之敌；为某一行之母时即为另一行之子，这样在一般情况下五行中的任一行避免了过度衰减与过度繁盛，进而使它们之间保持着相对平衡关系。

母子、友敌关系计算公式：用一种公式去表述星命五行学母子、友敌关系即为木、火、土、金、水五行按这个顺序顺时针依次排列，想要知道某一行的母子、友敌关系，就按顺时针方向"前是母，后是子，第三是友，第四是敌"方法推算。

例如，想要推算木行的母子、友敌关系时，在顺时针排列的五行环线上找到"木行"计为第一，按顺时针方向推算，其前的水行是木行之母，其后的火行是木行之子，第三个土行是木行之友，第四个金行是木行之敌。（见图1）

五源学说是在古代朴素唯物主义哲学范畴的思想上产生和发展起来的，被应用于传统医学之后，经历了漫长的临床实践考验，逐步得到了系统化，对古代医学理论系统化和发展起到了重要作用。因此，我们用"取其精华，弃其糟粕"的观点和态度，以辩证唯物主义思想作为武器，需要将其进一步加以整理和提高。

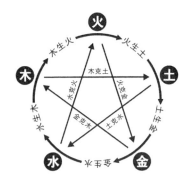

图1　计算星命五行学母子、友敌关系转轮图

蒙医生理学

第三章　胚胎形成原理

归属于五源的三根（赫依、希拉、巴达干）与七素（饮食精微、血液、肌肉、脂肪、骨骼、骨髓、精液）协调并存的精子与卵子（精血）结合后在子宫内形成胚胎。从胚胎形成开始至分娩的 38 周内的发育期婴儿叫作胎儿。关于胚胎的这一理论，公元 200－300 年，古印度阿育吠陀（Ayur-Veda）学者龙树在他的论著《怀孕传》中首次进行了广泛阐述。

第一节　胚胎形成

一、胚胎形成原因

人体三根（赫依、希拉、巴达干）的相对平衡是正常精子和卵子形成胚胎的前提。无论精子还是卵子，若受三邪（病变赫依、希拉、巴达干）或血症等的影响而损伤时即便精子卵子结合也不能受孕或形成畸胎。关于胚胎形成原理依据在《论述医典》《蓝琉璃》等古籍文献中的《身体构成篇》中从五源学角度做了解释，即胚胎形成时必须要保持五源间的平衡。胚胎以土源之作用得坚固，在水源的作用下合成为一个整体，在火源之作用下成熟，在气源之作用下增长，在空源之作用下而存有增长基础（空间）。

二、受精期

女性月经周期的中间一周为受精期。从上一次月经来潮到下次月经来潮的一个月期间，称为月经周期。

月经周期的上旬阳力旺盛，卵子慢慢在三舍成熟，中旬已成熟的卵子，从三舍通向输卵管（《论述医典》中称为"子宫两侧的两大血脉"，现已证明这是解剖学上的输卵管）进入子宫。若在此时，与男性健康精子相合便受精。

古书中关于胚胎形成的时间有不同的看法。在《论述医典》之释本《蓝琉璃》中的《身体构成篇》中记载："月经是除孕妇和绝经后妇女之外的女人才有。在每月十六到三十太阳（阳）力极强时卵子将增多进入三舍。从下月初一开始到十五月亮（阴）力大量增加时阳源减少的同时卵子从三舍通向子宫两侧的两大血脉到达子宫。之后子宫口逐渐开放向下排出。一般情况下会在每月固定时间段排出。"这里所指的"十六到三十太阳力大增"的意思是三舍中的卵子逐渐积聚，直到成熟为止的半个月时段。虽然说十六至三十，但所指的是月经上半月。进一步成熟的卵子通过输卵管进入子宫的时期正是在下半月初。分析《蓝琉璃》中的记载，受精的时间是月经中一周的时间，这与现代的科学论述基本相符。

第二节 胚胎发育

一、胚胎发育条件

胚胎发育的条件是胚胎的脐带。精子和卵子在子宫内着床后，受精卵在前5周内逐步发育，呈椭圆状并形成胎儿脐带。脐带是母体与胎体之间唯一接通的血脉。脐带呈卷曲状，由三根血脉组成。其中一根为静脉，为胎儿输送营养，另两根为动脉（也称气血结合脉），动脉将含有七素浊物的血液送至母体。胚胎代谢是通过脐带进行的。胎儿脐带的一端经胎盘与子宫血脉相连。关于这一相连，在《论述医典》的《身体构成篇》中的记载是："子宫左右血脉与脐带相连，此两个血脉又与三舍（萨木色）津液精华相连。"脐带另一端与胎体交织在一起，进而形成胎儿三基脉。

二、基脉的形成

又称初成脉（意为开始血脉形成），即阳脉、阴脉、中央脉。三基脉是胚胎发育过程中从胎儿脐带分支形成的。

1. 阳脉：属火源，为血液运行之脉。阳脉从胚胎脐带分支后沿胎体正中线的右侧上行，上端直到头顶，下端到胎儿密处（阴部）。胚胎血脉均由阳脉产生。《蓝琉璃》的《身体构成篇》中记载："运行火源和血液的脉与胎体中部或肝脏中间的输送精华脉交织，直至第十椎体与命脉及分支聚集形成。"这是指阳脉从胚胎脐带分支后上行的部分。阳脉从胚胎脐带以上沿胎体正中线的右侧上行生成肝脏和输送精微之脉，进而直至胎体第十椎体生成命脉（古籍文献记载为命之黑脉）与心脏。胚胎血脉均从心脏与命脉分离而出。

阳性脉又可滋补希拉。胚胎时期希拉依赖阳脉得以滋生，并依赖血脉与血液位于胎体中部，成为胃火之基，并滋生胃火，以胃火使胎儿七素成熟。

2.阴脉：属水源。阴脉从胚胎脐带分支后沿胎体正中线的左侧，上行至头顶，生成白脉之海——大脑，下端至胎儿阴部。胚胎大脑、脊髓、白脉均由阴脉产生、分支。

阴脉又可滋生巴达干。胎儿时期巴达干依赖阴脉得以滋生，依赖大脑位于胎体上部，以巴达干秉性功力司理体液，滋养胚胎。

3.中央脉：属气源。具阴阳双重性质，有运行赫依之功效。从胚胎脐带分支后沿身体正中线，上端至头顶，下端到胎儿密处（阴部）。胚胎赫依之运行均由中央脉得以滋生。赫依依赖中央脉，在下端形成胎儿生殖器官。

中央脉滋生胚胎赫依。赫依依赖中央脉得以滋生，依赖肾脏盆腔位于胎体下段，成为胎儿逐步发育的动力。《蓝琉璃》的《身体构成篇》中记载"三十八周内因赫依作用而逐步发育"，指的就是胎儿发育过程需要赫依的动力。

三、胎儿营养

胎儿营养是含母体津液七精华的血液。《论述医典》的《身体构成篇》中记载："胎体以母亲饮食精华在子宫内逐步生长，喻同'引池水入田'。"母亲适宜摄入五源性质的六味饮食，其营养通过消化三火和变色希拉作用成为血液，经血脉到子宫，进而经胎盘进入胚胎滋养着胎儿。进入胚胎脐带后，依靠赫依的动力，通过阳脉和血脉进行新陈代谢使胎体发育生长。

从五源学说解释胎儿发育："从五源的秉性、效能、作用解释，即土源生成胎儿骨骼、肌肉和鼻子，由此产生嗅觉；水源生成胎儿血液和舌头，由此产生味觉、湿觉；火源生成胎儿体温、肤色和眼睛，由此产生视觉；气源生成胎儿呼吸及皮肤感觉，由此产生触觉；空源生成胎儿内、外孔窍和耳朵，由此产生听觉。综上所述，其作用按各自的规律生成，知觉也将逐步形成和发育完善。"

人体体质在胎儿形成时即已形成。关于胚胎形成原因及条件在《论述医典》的《人体特性篇》中记载为："精子与卵子在子宫内着床时赫依、希拉、巴达干可能不同程度地存在或因母体摄入的饮食和起居差异而导致赫依、希拉、巴达干不均等而引起某一方增盛，导致人体体质之不同。可分为'七种体质'类型。体质特性是以胚胎形成时的精子和卵子中赫依、希拉、巴达干的某一方为主而确定基本体质类型。因此，将人体体质特征分为赫依、希拉、巴达干单一型三种、赫依-希拉、希拉-巴达干、巴达干-赫依合并型三种，赫依-希拉-巴达干聚合型一种，共七种。"

形成胚胎的精子、卵子中，以赫依、希拉、巴达干哪一个为主，是与父母的体质形成遗传基因有关。因此，用赫依、希拉、巴达干理论解释体质形成的基本原因，证明了古代医学家们也经常研究遗传学。

胚胎通过获取母体摄入的食物营养而发育，所以母体所摄入的食物和起居会在一定程度上影响胚胎形成时的体质。如当母体摄入饮食以轻、糙和动等赫依秉性为主时，则使胎体赫依增盛；当以热、锐等希拉秉性为主时，则使胎体希拉增盛；以重、寒等巴达干秉性为主时，则使胎体巴达干增盛。因此，胚胎发育时母体所摄入的饮食及起居会在一定程度上影响胚胎的体质。

在体质形成过程中，形成体质的原因是最主要的。但发育过程中母体所摄入的饮食及起居也是体质形成过程中的必要条件。因此体质形成原因和条件作用的结果决定了人体体质。

四、胚胎发育过程

胚胎发育过程在《论述医典》中以周（7 天）为单位进行了广泛的论述。在本书中以月为单位进行了高度概括，但没有改变原意。从胚胎形成开始以母体津液七精华为滋生条件，以胎体的赫依为动力逐次发育，直至分娩的 9 个月（38 周 266 天），其发育过程如下：

第一个月：精血结合，在子宫内着床，逐步发育呈椭圆状，形成脐带轮廓；

第二个月：生成脐带及命脉，呈现眼、头、胎体的基本形状；

第三个月：形成四肢轮廓，呈现九窍、五脏、六腑的形状；

第四个月：生成四肢，呈现二十指（趾）的形状，并生成全身血脉、神经，产生胎动；

第五个月：生成肌肉、肌腱、脂肪、骨髓、骨骼及全身皮肤；

第六个月：九窍通开，长出指（趾）甲、毛发，生成脏腑，畅开赫依之运行通道，形成初步神经感觉，可听到胎心；

第七个月：全身器官发育生长更为成熟；

第八个月：胎体发育，容颜焕发；

第九个月：胚胎发育成熟，在母体下清赫依的作用下娩出。刚分娩出的孩子叫婴儿。

在胚胎发育的整个过程中，七素与三根之间存在着相互依存、相互作用的整体关系。

五、胚胎附件器官

据文献记载，胚胎附件器官有脐带、胎盘、羊膜。

1. 脐带：胚胎脐带是连接胎体与胎盘的三条血管，长达50～60厘米。一条是静脉，另两条是动脉。静脉是通过胎盘将母体含有营养之血液送入胎体，动脉是把胚胎的七素糟粕之血液通过胎盘输送到母体。脐带是母体和胚胎之间唯一的通道。古文献中称"动脉为帕尔扎"。

2. 胎盘：胎盘是给胎体传输营养的重要器官。关于胎盘，早在1700年前，古印度龙树（Nagarjuna bodhisattva，那伽阿周陀那）的著作和之后宇妥·元丹贡布的《四部医典》中就都有记载。古代蒙古人的助产婆（叫伊都干），在实践当中所积累的处理和治疗胎盘滞留的方法流传至今。这足以说明古代时对胎盘早已有正确认识。胎盘是滋生很多网状"细血管"，中间厚，边缘薄，扁平，圆形的器官。直径为10～20厘米，厚为1.5厘米，一端紧贴子宫壁，另一端正中与胚胎脐带交织。胚胎脐带循环的血脉经胎盘与子宫血脉相通。

3. 羊膜：含有胚体的外膜，称为羊膜。古代的蒙古族伊都干称之为羊膜或胚胎家。胎儿处在充满羊水的羊膜腔中，羊水有黄水的性质，在胚胎发育到8月份时增多，其中含有胎儿的粪便等糟粕。因此《蓝琉璃》的《身体构造篇》中记载"八月份……胚体器官印迹浮出，存在于不洁之处，称为'猪境'"。羊水具有防止胎震，保护胎儿，分娩时防止胎儿与羊膜粘连，羊膜破裂，羊水冲洗和润滑产道等作用。足月胎儿的羊水量为1000～1500毫升。

第四章　人体——统一整体

人体是由三根与七素三秽以相互协调、相互依存关系组成的进行生命活动的一个整体。人体三根是指正常的赫依、希拉、巴达干，七素是指食物精华、血、肉、脂、骨、髓、精液，三秽是指大便、小便、汗液等排泄物。

三根与七素是体内主要矛盾的两个方面，并相互依存，为胚胎发育和保持人身健康之根本；若两者以相克关系相互损害则成损伤及破坏之根源。在蒙医学上，主要以三根与七素相互关系去研究胚胎发育、发育完善后的生理活动、疾病病变和衰老死亡的全过程。这即是人体统一整体的基本观点。

第一节　七素三秽

身体物质基础素指的是七素，秽指的是三秽等排泄物。

构成人体基本物质的食物精华、血液、肌肉、脂肪、骨骼、骨髓、精液等七种称为基本七素，这基本七素无时无刻不受津液七精华滋生，故此统称为七素。在食物消化过程中排泄的粪便、尿、汗称为三秽，也包括鼻涕、唾液、呕吐物、月经等。

七素是人体三根赖以生存的物质基础，分为基本七素、津液七精华两部。人体的基本成分即食物精华、血液、肉、脂肪、骨、骨髓、精液，称为基本七素。由七素分离的精华即食物精华、血精华、肉精华、脂肪精华、骨精华、骨髓精华、精液精华等，称为津液七精华。

基本七素是构成人体一切器官的基本成分。津液七精华时刻滋养着基本七素和三根，并以食物为营养源泉。

一、清浊生化及七素滋补

清浊生化，包括食物清浊生化和七素清浊生化两部分。七素滋补是指基本七素由津液七精华来滋补。这些清浊生化和七素滋补代谢过程在人体内不断进行，并以食物消化系统和津液七精华成熟系统依次分两步骤进行。

1. 食物消化：是在胃、肠、大肠内进行的初步消化，即食物消化。食物消化是以消化三能的功能实现。由五源秉性组成的六味食物经司命赫依功能输送到胃肠后，首先以腐熟巴达干之效进行腐碎；其次用消化希拉之热能熔解成酸；最后再由调火赫依的分离，分解为食物精华与糟粕。其食物精华为七素中的第一个。食物糟粕之粪便以下清赫依的作用下排出体外。（见图2）

六味食物消化：六味食物之消化归结为，甘、咸二味以甘味消化滋补巴达干，酸味以酸味消化滋补希拉，苦、辛、涩三味以苦味消化滋补赫依，这是三根增生的重要理论基础。

2. 津液七精华成熟和基本七素滋补：津液七精华成熟是在津液七精华系统中进行的新陈代谢。即津液七素成熟，清浊生化，滋补三根七素的新陈代谢。这是食物在消化系统中进行的精华与糟粕分解过程的延续，也是消化分解活动之更高级更复杂的新陈代谢过程。津液七精华的主要成熟部位是肝脏，在肝脏内成熟的基础上，继续在全身各器官中成熟，进行清浊生化，其精华滋补基本七素，以弥补其消耗，其糟粕通过器官和孔道排出。

津液七精华和七素清浊生化的主力是胃火（热能）分支，其推动力是普行赫依。

七素清浊生化产生的津液七精华，依次滋补基本七素。即：从食物消化系统分解产生的食物精华，再次分解为精华和糟粕，其精华经输送精华脉（解剖中的门静脉）被输送至肝脏，在肝脏里通过变色希拉之作用渐臻成熟变成血液；食物精华之糟粕则留于消化道内，辅助滋养胃之腐熟巴达干。

血液则在肝脏内经变色希拉和胃火分支作用下成熟分解成精华与糟粕，其糟粕变成胆汁而储存于胆囊。胆汁亦进一步分解成精华与糟粕，其精华转化为黄水，糟粕则经胆管进入小肠协助食物之消化、吸收，最后成为粪便之色素与尿渣。（见图3）

血液之精华在心血管和普行赫依之作用下运行于全身，滋养肌肉。肌肉之精华滋养脂肪，其糟粕则变成眼眵、耳屎、鼻涕、唾液等排泄物；脂肪之精华滋生骨骼，其糟粕则转化为皮脂与汗液；骨之精华滋养骨髓，其糟粕则转变为牙齿、指甲、毛发、汗毛；骨髓之精华转变为精液，其糟粕转化为滋润皮肤、软化粪便之油脂。精液聚积于精府（三舍），其精华则演变成活力素（极精华），并积聚于心脏运行于全身。精液之糟粕是精子和月经。古籍文献记载为"精液糟粕是精血"。（见图4）

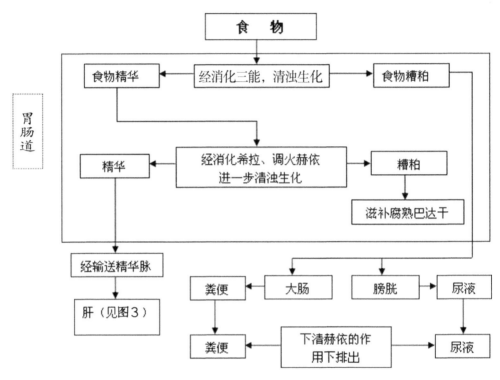

图 2 胃肠道中的食物精华与糟粕分离图

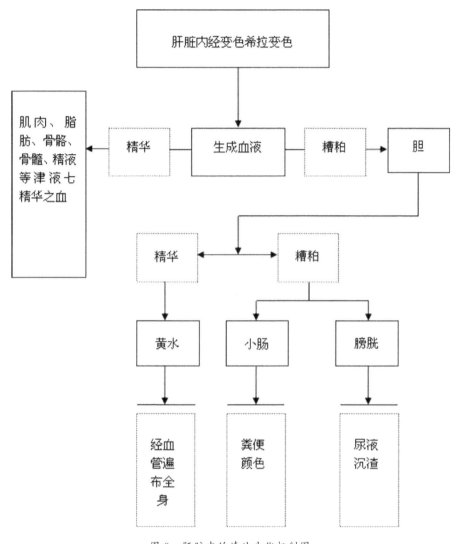

图 3　肝脏中的清浊生化机制图

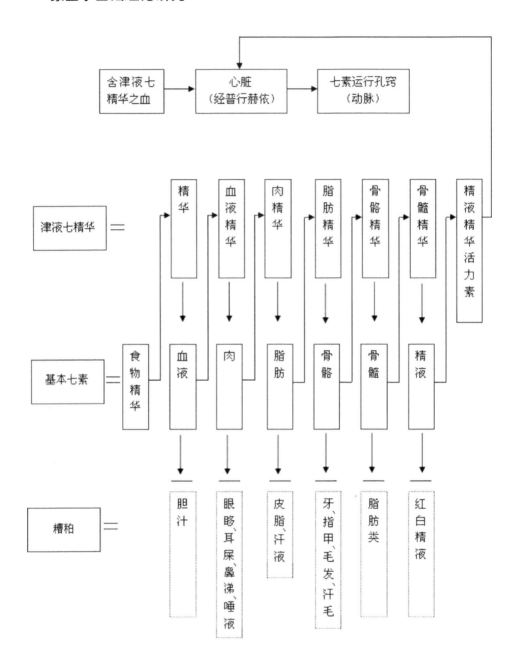

图 4　七素滋生与糟粕分离图

3. 清浊生化过程中人体三根的滋养：在食物消化和七素清浊生化过程中不仅滋补基本七素，还滋补着三根。

食物消化过程中，食物被腐熟巴达干腐碎分解，甘味消化滋补巴达干；消化希拉之热能熔解成酸味，酸味滋补希拉；调火赫依的煽动分离分解食物精华与糟粕生成苦味，苦味消化滋补赫依。因此以六味解释：六味食物之消化，以甘味消化滋补巴达干，以酸味消化滋补希拉，以苦味消化滋补赫依。

七素清浊生化过程中，食物精华之糟粕则留于消化道内，辅助滋养胃之腐熟巴达干；血液糟粕即胆汁，其精华转化为黄水，滋养希拉等滋养三根。

4. 清浊生化过程中消化三能与清浊关系：食物消化与津液七精华成熟的整个过程中，消化三能和七素三秽相互作用相互依存。食物不仅以消化三能的功能得以消化，并分化清浊，而且津液七精华的成熟和清浊生化之新陈代谢也依靠消化三能和变色希拉作用进行。因此，消化三能和变色希拉，特别是胃火处于正常范围内的相对平衡时清浊生化将正常进行分离分化。清浊生化过程中，滋养三根弥补其耗损，所以清浊生化过程在正常运行情况下不仅能保证基本七素的滋养，也能维持三根之间相对平衡。

若消化三能减退发生病变时，则七素三秽的清浊生化会随之衰退。七素三秽的清浊生化衰退，又可反过来影响消化三能，使其失衡转为病因直至损害生命体。因此，消化三能和七素三秽间存在相互依存、相互作用的关系，是保持人体健康的重要因素。

食物的十七效能和气候、起居、身体、言语、心理活动、突发性外缘等，归纳称为饮食、起居、气候、突发性外缘（最初称阿德）等致病四缘。消化三能是否均衡和清浊生化是否正常等均与致病四缘影响有直接关系。在蒙医学理论与临床上特别是以饮食为重要外缘。俗话说"病从口入",即指此而言。

食物消化和清浊生化离不开消化三能,食物消化分解产生的营养,滋养消化三能及人体三根并弥补其损耗。

因此了解人体内部世界(三根与七素三秽)和外部世界(致病四缘)的同时,要研究其相互统一关系,对生理性清浊生化及其正常运行、病变具有重要意义。

二、清浊作用

构成人体基本物质的七素和三秽在机体生命运动中具有各自功效。七素三秽一般为三根依存的宿位。骨骼是赫依的主要依存宿位;血、汗是希拉的主要依存宿位;食物精华、肌肉、脂肪、骨髓是巴达干的主要依存宿位;精液是人体三根聚合的依存宿位。

1. 七素作用:①食物之精华为其他六素及津液七精华所需之营养的来源和基础,并滋养着血液。

②血液则是希拉赖以依存的主要物质基础,同时也是润体养命之保障,运用普行赫依之作用将各种精华与糟粕输送至全身所需之处,其精华滋养肌肉。因此在《金光注释集》中有"人类生存与血液有直接关系,若血液正常运行,则生命也就正常存在"的记载。

③肉主要是指肌肉,但七素中所指的肉的范围比肌肉稍宽一些。它是人体内、外、间普遍存在的所有软组织的主要组成部分,在普行赫依之作用下完成身体各种动作。肌肉之精华能滋润脂肪。

④脂肪是指人体的一切脂质。根据《秘诀医典》腺体属于"脂肪命寓",因此也可将腺体归于脂肪范围。脂肪分布于皮下、肠、大网膜和某些脏腑周围,具有保温和缓冲外物撞击等作用,还能使身体各部油光滋润。脂肪之精华滋养骨骼。

⑤骨骼是赫依主要依存宿位之一，骨骼为全身坚固的骨架，能支撑起整个身体而维持体型。骨骼之精华滋养骨髓。

⑥骨髓是指骨中的油髓和红骨髓。骨髓具有贮存养分，强壮身体的作用，其精华滋养精液。

⑦精液聚积于三舍（萨木色），具有形成受精卵作用。男性精液称为精子，女性精液称为卵子。精液之精华活力素（古籍文献中又称"容颜之贵"）聚积于心脏，在普行赫依的作用下分布于全身，能增强体质，使身体色泽滋润及精神抖擞，稳定心情，延年益寿。

2. 七素之糟粕作用：由七素分解产生的糟粕，在人体各部亦起着不可忽视的重要作用，是人体必不可少的物质。

食物精华之糟粕能辅助滋养胃之腐熟巴达干。血液之糟粕胆汁为滋生希拉及消化希拉之物质基础，其精华滋养黄水，其糟粕最后转化为粪便之色素和尿液尿渣；肌肉之糟粕眼眵、耳屎、鼻涕、唾液，对眼球、耳道、鼻孔均有保护和清洁作用，唾液有助于消化；脂肪之糟粕皮脂和汗液，则有滋润皮肤使之柔软，防止其干裂等保护作用；骨骼之糟粕牙齿可咬碎坚硬食物，指甲可保护指尖，毛发保护头颅，汗毛可保护皮肤和平衡体温等；骨髓之糟粕皮脂（蒙古语叫浩利滚）能滋润皮肤，油脂有使脏器润滑，减少摩擦等作用。

在七素清浊生化整个过程中，它们之间保持着极为密切的关系。按照其分解的顺序，如前者不发生病理变化，则为后者提供所需之营养，以保持其功能的正常。因此，它们是不可分割的整体。

第二节　三根总论

正常赫依、希拉、巴达干称为三根。赫依、希拉、巴达干理论在蒙医学基础理论中占有主要地位。从胚胎学开始至生理、病理、诊断学、治疗原则和方法、药学、方剂学、疗术和临床各科室都以赫依、希拉、巴达干理论为主要理论基础。因此学习与研究蒙医学理论和临床实践时需要学习和研究赫依、希拉、巴达干三根理论。赫依、希拉、巴达干理论，一般分为正常赫依、希拉、巴达干（三根），病变赫依、希拉、巴达干（三邪）两大部分。前者是生理学内容，后者是病理学及临床各科内容。

一、三根总论

三根（赫依、希拉、巴达干）在人体胚胎形成时就已存在，即天生伴随而生。它不断受五源之精华滋补，补充自身的损耗以保持相对均衡，并对人体生理活动起着综合管理作用。

在人体胚胎形成、发育和成熟后的生理活动中，人体三根与七素三秽相互依存、相互矛盾的关系是人体内部的主要矛盾，其中三根是矛盾的主要方，占有支配地位。因此，人体受精、生存、生活以及生理、病理和衰老至死亡的全过程中三根都成为主要因素。赫依、希拉、巴达干之间保持相对平衡，机体生理功能得以正常运行，如若三根失去平衡则引起各种病变，三根即成为三邪。

赫依、希拉、巴达干归属于五源：赫依归属于气源；希拉归属于火源；巴达干归属于水、土二源；空源为其他四源提供依存之空间。因此，空源普遍存在于赫依、希拉、巴达干三者之中。赫依、希拉、巴达干三根学说是运用五源学说原理阐释人体生命活动规律的理论。古代朴素唯物论运用天文历法五源学说原理解释人体生理、病理过程。将人体气源特性的因素归为赫依；将火源特性的因素归为希拉；将水、土源特性的因素归为巴达干；而空源归属为赫依、希拉、巴达干三者汇聚，所以空源普遍存在于赫依、希拉、巴达干三根之中。

三根归属于寒热：希拉以热、锐为主要秉性，属火源呈热性，希拉偏盛引起病变时，则导致热性病症。巴达干以重、寒为主要秉性，属水、土源呈寒性，巴达干偏盛引起病变时，则导致寒性病症。赫依以轻、糙、动秉性为主，归属气源呈寒热双重性，因此，赫依偏盛引起病变时，不仅导致赫依性疾病，而且赫依助希拉则热旺，赫依助巴达干时则寒盛凝体，故赫依呈寒热双重性。

（一）三根形成和滋生

三根在人体胚胎形成时就已形成，并随胚胎发育逐步发育成熟，至胚胎发育完善后滋补其自身损耗。

三根起源于胚胎，贮于父母精血中，即父母精血中贮藏着五源之精华，三根依赖五源之精华而滋生。其中赫依依赖气源之精华，希拉依赖火源之精华，巴达干依赖水、土源之精华而得以滋生。父母精血所含五源之精华相对平衡与否决定三根相对平衡与否。受精时形成的三根随着胚胎发育不断完善。三根依赖胚胎三基脉（中央脉、阳脉、阴脉）而得以滋生、发育、成熟。三根在胚胎期间吸收母体食物五源之精华而不断得到滋养，完善三根之二十种秉性、功能且保持相对均衡，并具有完成机体正常生理功能的作用。

胎儿出生之后三根（赫依、希拉、巴达干）直接吸收母乳、食物之营养、起居五源之精华而不断补充其损耗。如：甘甜、重寒、土水源性的食物精华和重寒性起居等滋生巴达干的同时能防止希拉过盛。

总而言之，赫依、希拉、巴达干在父母精血中形成并保持相对平衡状态，随着胚胎发育不断完善，在人体生命活动过程中依赖饮食精华及起居不断得以滋养，补充其损耗。

（二）三根秉性（特性）

三根秉性是指其各自本质特征所致的特性。了解三根本质特征需辨别其各自秉性成分，并且在诊断三根引发的疾病病变时，也需要以其秉性（特性）成分的偏盛或偏衰症状作为依据。如：赫依具有轻、糙、动、细、坚、凉等六种秉性；希拉具有热、锐、腻、轻、臭、泻、湿等七种秉性；巴达干具有重、寒、腻、钝、柔、固、黏等七种秉性。其中除轻、臭、泻、湿四种秉性为希拉之作用所形成外其余十六种秉性均属三根本质所形成。文献《医宗要旨》的第五章中有"除希拉的腻、锐、热三个为本质特性之外，其他泻、湿等均因希拉的功能命名。这些在希拉的本质中原本是不存在的。然而巴达干赫依的本质都由各自的本质所命名"的记载。

三根之二十秉性受饮食、起居和药物十七种效能的影响。十七种效能包括：柔、重、温、腻、固、凉、钝、寒、和、稀、燥、淡、热、轻、锐、糙、动等。

这十七种效能时刻滋养或抑制着赫依、希拉、巴达干三根的二十种秉性成分。因此，使机体能够适应自然环境、季节气候等的变化。如人体合理调节饮食起居，十七效能将作用于三根的二十种秉性成分，人体七素三秽与赫依、希拉、巴达干之间才能保持相对平衡状态，完成其正常的生理功能。

如果机体不能适应气候变化或饮食起居过盛偏少或过错时可导

致三根偏盛偏衰或内讧而引发疾病。当机体发病时可用施治"十七种效能"来调节三根偏盛偏衰或内讧的二十种秉性成分，恢复其正常功能。因此，了解三根二十种秉性成分，不仅能认识三根本质的依据，也对疾病的预防、诊断、治疗、护理都具有重要意义。

表4　"十七种效能"与三根"二十种秉性"相生相克表

效能	滋生秉性	克制秉性
柔	柔	糙
重	重	轻
温	热、臭、轻（希拉）	凉
腻	腻、泻、湿	细、坚、糙
固	固	动
寒	寒	热
钝	钝	锐
凉	凉	半分热
和	钝、柔	轻（希拉）
稀	湿、柔、黏	臭
燥	细、坚	泻、湿
淡（枯干）	细、糙、坚	腻
热	热	寒
轻	轻	重
锐	锐、泻	钝
糙	糙	柔、黏
动	动	固

（三）三根功能

三根功能是指正常三根（赫依、希拉、巴达干）的生理功能。人体生理功能主要受三根支配。例如机体基本生理特征之一的新陈代谢，即从食物消化与清浊生化，将食物精华逐一分解消化为七素并滋养机体，排出代谢浊物和三秽等全身代谢均由三根进行支配。并且包括关节、肌肉等肢体活动、言语思维等脑力活动和视、听、味、嗅、触等五官感觉都在三根作用支配下完成其生理功能。

第三节 三根各论

一、赫依

三根当中占据首要地位的赫依，具有以轻、糙、动为主的兼具凉、细、坚等六种秉性；从阴阳学说角度讲，赫依具有阴阳双重性，从五源学说角度讲，赫依归属于气源；从寒热性质讲，赫依具有寒热双重性。赫依依其循行之道遍布全身，调节希拉和巴达干的相对平衡，对希拉和巴达干的正常功能及全身生理活动起着推动和引导作用。如若受致病四缘的影响，赫依失去相对平衡出现偏盛或紊乱引起病变时，不仅会导致赫依病，基于其双重性与热症合并，则导致热亢进；与寒症合并，则使寒势加剧，并因其轻、动等秉性特点，会使其成为诱发疾病的根源，即使一切疾病趋于激化。

若要从本质上认识赫依，需要依据其六种秉性。赫依引发的病变都以轻、糙、动秉性为主要表现，因此赫依具有以轻、糙、动为主的六种秉性。

1. 赫依的分类：根据赫依的普遍性、存在部位及功能可分为总赫依和具体赫依两种；根据其对不同部位所起的作用又可分为司命赫依、上行赫依、普行赫依、调火赫依、下清赫依等五种，也可称为五根赫依，五种赫依均归属于总赫依。

2. 赫依的秉性：赫依本质表现出的特征称为赫依秉性。赫依具有轻、糙、动、凉、细、坚等秉性。要了解正常赫依的特征不仅需通过赫依秉性来认识，而且在诊断其正常或病变与否时也需要通过其秉性成分的变化来判断。若赫依在正常范围，其秉性成分作为机体生理运动成分而均保持各自正常范围。赫依的六种秉性简述如下：

轻：与重相反，以赫依为主的体质特征人群，能歌善舞，行动灵活，善于言谈，性情急躁等均为轻之特征的表现。赫依本性以轻为主而居于身体下部，但病变时常有上扬表现，并易于痊愈。轻秉性赖以轻性物质而滋长，被重性物质所克制。

糙：与腻、柔相反，指不滑润而言。如人的皮肤、舌苔粗糙和心情暴躁等表现均为糙的特征。赫依偏盛引起病变的加剧也是由糙秉性所致。它赖于糙性物质而滋长，被腻、柔性物质所克制。

动：与固相反，指飘忽不安定而言。如睡眠不实，健忘，耐性差，好动及心情不安定等表现，均为动之特征。赫依性病的游走性疼痛，心神不安等症均为动之特征表现的症状。它赖于动性物质而滋长，被固性物质所克制。

凉：与温相反。如赫依体质的人不能忍受寒冷即为凉之特征或赫依性病表现为寒战等症均为凉之特征表现出的症状。它赖于凉性物质而滋长，被温性物质所克制。

注：在《四部医典》中称赫依的凉为"寒"，巴达干七种秉性中的寒称为"凉"。因此，老一代蒙医学者习惯称赫依秉性为寒，巴达干秉性为凉。直至20世纪60年代，学者们提出赫依秉性为凉，巴达干秉性为寒。因为在此问题上出现过争议，所以有必要注释一下。

一些学者认为，应坚持已习惯性名称，否则会出现名称混乱现象。这是属于理论性的问题，关系到多方面，应慎重对待。但将赫依的"寒"称之为凉，将巴达干的"凉"称之为寒，一方面是为所称含义相统一，另一方面是为与蒙古语语境相符合。

用蒙古语来说，温和凉应当是对立的。但习惯用于赫依的"寒"与十七种效能中的温相反，被温性所克制；巴达干的"凉"与十七种效能中的热相反，被热性所克制。因此克制赫依的效能中应有温，克制巴达干的效能中应有热。但寒温对立、凉热对立是不符合逻辑的，使问题变得更加复杂。

为解决此问题，古代学者们在《四部医典》的著作中有"巴达干的凉等同于赫依寒的两倍"的注释。即在赫依的"寒"与巴达干的"凉"之间进行了数量与力量对比的说明。由这一特殊注释可以看出对此问题很早就有争议。

据此，古籍文献中所记载的赫依的"寒"只不过是巴达干的"凉"的一半，是温性的对立面；巴达干的"凉"比赫依的"寒"强一倍，是热性的对立面。临床实践中克制赫依的施治通常有温性参与，克制巴达干的施治中通常有热性参与。这一实践也能够证明巴达干的寒比赫依的凉强的一面。这也是名义上统一的一种概念，因此，目前对此问题已无争议。但应该知道古代文献中的记载，因此在此特意进行了注释。

细：与油腻相反。指赫依能够串行任何细小之孔窍而言，赫依在人体中无孔不入，无处不到，遍布周身的表现均为细秉性之特征。它赖以淡性物质滋长，而被油腻性物质所克制。

坚：指坚硬而言，表现如赫依型体质者皮肤结实而耐于摩擦，又如肠胃健康（腹坚）不易腹泻及耐泻药等表现，均为坚之特征表现。它赖以淡性物质滋长，而被油腻性物质所克制。

在赫依六种秉性中以轻、糙、动为赫依的主要秉性成分，因此称为以轻、糙、动为主的六种秉性。

3. 赫依的分布：赫依的宿位是指赫依的主要依存位置。分为总赫依宿位和具体赫依宿位。

总赫依赖于髋部，居于脐部以下部位，依存于心脏、大肠，以中央脉为根基循行于全身各部，但主要循行于心脏、大肠、骨骼、耳朵及触觉（皮肤）等部位。

具体赫依宿位：①司命赫依位于脑部，循行于中央脉；②上行赫依位于胸部及内侧；③普行赫依位于心脏；④调火赫依位于胃；⑤下清赫依位于肛门。

4. 赫依运行轨迹：赫依具有轻、细、动等秉性，因而运行于与其有关的器官和部位，完成其机体生理功能。正常赫依具有运行轨迹，这是区别于其他两根（希拉、巴达干）的特征。正常赫依的运行轨迹在胚胎发育第二十五周时完善。分为总赫依的运行轨迹和具体赫依的运行轨迹两种。

（1）总赫依运行轨迹：一般以中央脉为根基循行于全身各部，但七素中主要循行于骨骼，器官中运行于耳朵和皮肤，脏器中循行于心脏，腑器中循行于大肠。

（2）具体赫依运行轨迹：司命赫依运行于中央脉、咽喉及胸腔内；上行赫依运行于喉、鼻、舌，下行至脐部；普行赫依遍行于全身；调火赫依运行于大小肠等各消化管道等；下清赫依运行于大肠、直肠等消化道末端及三舍、阴部等生殖器官及膀胱、尿道、大腿内侧等处。

5. 赫依功能：是指赫依对人体的生理作用而言。分为总赫依功能和具体赫依功能两种。

（1）总赫依功能：

赫依具有维持生命活动，推进血液运行，司理呼吸，分解食物，输送精华与糟粕及保证正常物质代谢，增强体质，使智慧敏锐、五官功能灵敏及意识清楚，支配肢体活动功能反射等作用。且正常赫依是希拉、巴达干二者之间保持相对平衡状态的调解者，同时也是人体维持健康和延年益寿的引导者。

关于总赫依的功能，根据《金光注释集》的机体秉性部分记载："使七素运行良好不仅是指精华在其各自的运行轨迹上正常运行，而且使希拉、巴达干保持正常，良好运行，并保持其希拉、巴达干的平衡状态。在其他体素良好运行状态下，不会给身体造成赫依的危害。赫依具有缓解扩散紊乱病情的作用。"因此，赫依不仅能使希拉与巴达干两者保持相对平衡状态，而且是引导人体维持健康的推动者，所以赫依在三根理论中占有重要地位。

（2）五种赫依具体功能：

①司命赫依：位于大脑，是其他赫依之根基。它的功能是完成吞咽饮食、司理呼吸、排出唾液、打喷嚏、作嗳气等运动，能使头脑清醒和五官感觉器官灵敏，稳定情绪、增强记忆，完善感能运动等功能。

②上行赫依：位于胸腔和胸腔内部，运行于喉、鼻、舌，下行至脐。它主司语言，增气力，焕发容颜，使肌体充满活力，使人勤奋进取，提高记忆力。

③普行赫依：位于心脏，遍布全身，主司心脏、血管收缩，四肢运动，闭启内外孔窍，肌肉伸缩，舌部运动，同时能通过心脏运动将血液和精微输送到全身。

④调火赫依：位于胃和肠道，运行于腹腔内各消化管道等处。主司胃肠蠕动，分解食物精华和糟粕，与消化希拉和腐熟巴达干共同运行维持胃肠消化功能。

⑤下清赫依：位于肛门，运行于大肠、直肠等消化道末端及三

舍（萨木色——精舍）、阴部等生殖器官、膀胱、大腿内侧等处。主司精液、妇女经血、二便的排泄和控制以及产妇的分娩等功能。

6. 注释：用阴阳学说和寒热学说解释赫依较为复杂，并且至今仍使很多人感到困惑。因此简明阐释如下：

（1）从赫依归属于阴阳学说角度分析：赫依六种秉性成分，多数为阳性。有些学者根据赫依的凉秉性，使赫依归属阴性。但文献中记载赫依具有阴阳双重性。

（2）从三根形成和滋生角度分析：胚胎形成时，从五源之精华相互平衡的父母精血中赫依、希拉、巴达干滋生，随着胚胎发育过程中脐带分支出三基脉而滋生（中央脉、阳脉、阴脉，中央脉滋生赫依，阳脉滋生希拉，阴脉滋生巴达干），希拉归属火源，依赖阳性脉，属阳性；巴达干归属水、土源，依赖阴性脉，属阴性；而赫依属气源，依赖阴阳双重的中央脉，因此，赫依具有阴阳双重性。

（3）从赫依六种秉性成分角度分析：赫依六种秉性成分，多数为阳性，但也有"根据赫依的凉秉性，使赫依归属于阴性"这一观点。赫依秉性中由本质形成的成分不止凉性，六种秉性均是本质特征。文献《医宗要旨》中解释"巴达干、赫依两者的秉性是根据其各自的本质命名的"。赫依的轻、糙、动、坚四者都属阳性，因此不能只因赫依的凉秉性把赫依归属于阴性。

（4）从希拉和巴达干两者的关系分析：《论述医典》之解释《蓝琉璃》中比喻赫依、希拉、巴达干为"提问者，回答者，证明者"，其中希拉和巴达干是两个对立方，而赫依却不属于任一方，是两者中间的证明者，因此也能证明赫依具有阴阳双重性。

（5）从赫依本质角度分析：《论述医典》的《正常身体特征部分》中记载："根据克者的根源、本质、比喻、结果、施治依次判断为如下三种：赫依、希拉、巴达干。"关于这句话《蓝琉璃》中的解释为："主要分为赫依、希拉、巴达干三种。根源依次为贪、嗔、痴。本质为希拉，呈热性；巴达干呈寒性；赫依则介于寒热之间，呈平性。比喻为将希拉比作提问者，巴达干比作回答者，赫依比作证明者。结果为希拉病变可引发热性希拉病；巴达干病变引发寒性巴达干病；赫依病变时不仅引起赫依病，也可并发寒症或热症，表现为寒热双重性。治疗希拉病，应选用水源性药物施治；治疗巴达干病，应选火源性药物施治；治疗赫依病常选用土源性（重性）药物来施治，从这些角度推断病变根源为赫依、希拉、巴达干并能决定其顺序。"

《蓝琉璃》中推断三根性质时记载了赫依、希拉、巴达干的本质特性外同时也注释了其各自的秉性。即"本质分为寒、热、平三种"，本质为热性者为希拉，本质寒性者为巴达干，平性指的是赫依。此看法与《金光注释集》中记载的"病症的本质应该为平性、热性、寒性三种"相符合，且与《诃黎勒晶珠解疑难经》等多种译文一致。

根据比喻，提问者为具有热性的希拉，回答者为具有寒性的巴达干，中间赫依作为证明者，能进一步证明赫依为平性。若赫依不是平性，则不能在希拉和巴达干中间充当证明者。这与《金光注释集》中记载的"故事化：证方、反方与被证方"一致。

从结果来说，指的是正常赫依病变后引起赫依病。"赫依的结果是病变赫依"。赫依病变时失去协调作用，因此《论述医典》中"依靠寒热形成且与阳相辅则为燃烧之友，与阴相辅则为霜冻之友，可使寒热紊乱。因此，病变赫依为一切病症之友或为其病因"。

从施治角度说，"施治有土源、水源、火源"三种，指的是土源施治，水源施治，火源施治内容。水源用于施治希拉，火源用于施治巴达干，土源用于施治赫依。关于土源施治《论述医典》中记载"土源施治秉性为重、固、钝、柔、腻，主治赫依病"。赫依的主要土源施治药物的效能中没有克制寒或凉的热效与温效，从施治角度也能证明赫依的平性。

从根源、本质、比喻、结果、施治等五方面推断赫依为平性，不是病理学的内容，而是指《论述医典》中记载的内容。因此，这里指的平性是正常赫依的生理学内容。

从五源角度分析赫依，三根中的赫依是以五源中的气源为依据的。古代天文学和哲学著作中将五源中气源的基本秉性记载为"轻、动为气源秉性"。轻、动不属于热性也不属于寒性，因此，从五源角度来讲赫依也具有平性。

综上所述，正常赫依的性质为平性。

在这里对病变赫依也被包括在寒性范围内加以解释。即《根本医典》中的"疾病之树"中将疾病性质分为寒热两性。其中表示"疾病本质可总结为寒热两种性质。赫依和巴达干因水源属性具有寒性；血液和希拉因火源属性具有热性；虫与黄水遍布寒热两性"。这里所指的是病变赫依，病变赫依虽归于寒性范畴，但是否与巴达干病变一样具有寒性或凉性并没有明确指出。"疾病之树"中所说的不仅是病变赫依，还有巴达干赫依的合并症。巴达干赫依合并症是一切寒性病症的根源。由于病变巴达干黏液增盛导致调火赫依的运行轨道被堵，胃火衰退而引起食不消症。因巴达干病变堵住赫依的运行轨道，所以根源是巴达干，而不是赫依。胃火衰减可引起巴达干赫依合并的寒性疾病。因此关于这一规律在《论述医典》中的食不消症（未消化症）部分有详细的解释。这便是"赫依和巴达干为寒性"的含义，根据这句话不能认为赫依是寒性或者凉性。

临床实践证明：蒙医在临床实践中，治疗赫依病的施治不像治疗巴达干病用火源性药物为主，而是以土源性或腻性、滋补性、重性药物为主。有时用灸法等温性施治疗法来治疗赫依病。使用温性施治的原因，一方面因为赫依的凉性增盛，但另一方面是巴达干黏液增盛、凝固，堵塞赫依的运行轨道导致赫依的功能失调，所以，用温性施治法治疗巴达干黏液之后进而赫依的运行轨迹就会恢复正常，这是重要的原因之一。

根据以上所述，证明正常赫依具有平性，病变赫依具有合并寒热的双重性，但在赫依的凉秉性增盛时可出现凉性症状的特点。

二、希拉

希拉具有以锐、热为主，兼具腻、轻、臭、泻、湿等七种秉性。古籍文献对希拉的名称有不同的记载。如"楚孙""署鲁森""协拉""苏斯"（胆）等。希拉属阳性，从五源学说角度看属于火源。希拉为人体正常生理活动的热能，促进消化，滋养七精华，提供肌体生理活动所需之营养，具有产生热量和调节体温之作用。如若受四种外缘的影响，希拉失去平衡导致偏盛或紊乱引起病变时，则导致热性希拉病而消耗体能。

1. 希拉的分类：根据希拉的普遍性、部位和功能可分为总希拉和具体希拉两种。根据其对不同部位所起的作用，具体希拉可分为消化希拉、变色希拉、能成希拉、明视希拉、明色希拉等五种，古籍文献中又称之为五根希拉。

2. 希拉的秉性：希拉的秉性有热、锐、轻、臭、泻、湿、腻等七种。

锐：与钝相反。表现为思维敏锐、性情高傲、行动麻利以及希拉病变时发病急骤，病程变化快等特点。它赖于锐性物质而滋长，被钝性物质所克制。

热：与寒相反，希拉的热与寒相对而言。表现为希拉型体质者易于饥渴、耐寒等均为热的特征；希拉引发病变时发热、口干、舌燥等症状也均为热的特征。它赖于热性物质而滋长，被寒性物质所克制。

腻：与枯干相反，与淡凉相对而言。希拉型体质者皮肤腻润，为腻的特征，且与巴达干的油腻相比属热性、油性较少。它赖于热性油腻物质而滋长，被淡凉性物质所克制。

轻：与柔和相反，指火源之旺盛而言。希拉虽然位于身体中部，但其热力易于上扬，如希拉型体质者性格忽冷忽热，飘忽不定，均为轻之特征表现。它赖于温性物质而滋长，被柔和性物质所克制。

臭：与稀性相反，指由热而产生的臭味而言，如汗液及小便等排泄物之臭味，均为臭之特征。如希拉偏盛时，排泄物气味比正常时更为浓臭。它赖于温湿性物质而滋长，被稀性物质所克制。

泻：与燥相反，是希拉的功能性表现。希拉型体质者腹部柔软，易于泻泄，均为泻秉性之特征表现。它赖于腻锐性物质而滋长，被燥性物质所克制。

湿：与燥相反。希拉具有熔化、湿润等功能。希拉偏盛时，汗多、易泻均为湿秉性之特征表现。希拉七种秉性中的热、锐、腻三者为本质性秉性，而轻、臭、泻、湿等四种秉性乃属功能性秉性，是由希拉作用所生成。

3. 希拉的分布：可分为总希拉分布与具体希拉分布。

总希拉：总希拉虽遍布于全身各处，但主要依赖于横膈而居中，即位于心脏到脐部的身体中部及肝、胆、小肠等处。

希拉分布于胆，胆汁是产生希拉的物质基础，尤其是消化希拉的物质基础。《四部医典》中记载"希拉病的病因为胆"，消化希拉分布于肠道初始部；解剖学中，胆汁通过胆管进入十二指肠。综上所述，足以证明胆汁是产生希拉，尤其是消化希拉的物质基础。

具体希拉分布：消化希拉位于肠道初始部与胃，变色希拉位于肝脏，能成希拉位于心脏，明视希拉位于眼睛，明色希拉位于皮肤。

4. 希拉功能：

（1）总希拉的功能：希拉能够产生人体热能，促进食物消化，产生食欲和饥渴感，使人焕发容颜，使人有雄心，主谋略，促使及滋养七精华之成熟过程等。

（2）五种希拉的具体功能：①消化希拉的功能：消化希拉分布于肠道初始部与胃，为五种希拉之首，是消化三能的主力，腐熟和消化食物，将食物分解为精华与糟粕，产生热量，为其他四种希拉之基础。

②变色希拉的功能：能使食物之精华变色成为血液，及胆汁、肉、骨和二便等物的各种颜色的功能，并成为津液七精华之颜色等功能。

③能成希拉的功能：具有支配精神意识和思维活动，使人产生自豪、智慧与欲望，上进心与勤奋等功能。

④明视希拉的功能：有稳定视觉功能，分清五颜六色，分明外界一切色相的功能。

⑤明色希拉的功能：有滋润皮肤及使全身各处皮肤显其色等功能。

5. 希拉的名称来源：希拉原意为"胆"之意，古代印度语称其为"皮得塔"，藏语称"日娃"，蒙古语称"楚孙""署鲁森""苏斯"（胆）等不同称谓，均为"胆"之意。近几百年来蒙古语中称其为"希拉"。从古至今，胆和希拉在蒙医古籍文献中均为"胆"之意。究其缘由有助于研究希拉的属性以及希拉与胆的关系。

蒙医三根理论吸收了古印度阿育吠陀（Ayur-Veda）医学理论，故对于研究希拉的名称来源尤为重要。印度古籍《查日卡萨么和塔》中用古印度语记载希拉为"胆"。印度阿育吠陀学《医经八支》被译为藏文时称希拉为"胆"。程志范教授研究印度古籍时，在论文中也称希拉为"胆"。藏医学家及 17 世纪后蒙古学家的论著中均称希拉为"胆"，且希拉与胆的写法一致——"日娃"。14 世纪著名演说家希拉布森和翻译印度古籍《金光经》为蒙古文时，称希拉为"胆"。藏文版和维吾尔文版的《金光经》中均称希拉为"胆"。

综上所述，古印度语、藏语、维吾尔语、蒙古语、汉语中从古至今均将希拉和胆命名为"胆"。

蒙医学中希拉和胆不仅是名称相同，而且意也相同，如《四部医典》中未将胆病进行单独描述，反而将其归于希拉病当中；在《秘诀医典》希拉病部分中记载："希拉病的病因为胆。"

三、巴达干

巴达干具有以重、寒为主，兼具腻、钝、柔、固、黏等七种秉性。蒙医古籍中将其译成蒙古文为"希鲁森"（涎）。从阴阳学角度解释巴达干为阴性，从五源学说角度乃属于水、土源，从寒热属性角度看属寒性。在人体正常生理活动中，巴达干具有调节和滋生体液，促使人体生长，滋养精微，延年益寿等作用。

如受致病四缘的影响，巴达干失去相对平衡，或偏盛、紊乱引起病变时，会导致巴达干寒性病而凝结七素。

巴达干需从其本质特征来认识，其具有以重、寒为主的七种秉性。巴达干不仅在生理功能上主要以重、寒秉性为表现，引发病变时也主要以重、寒秉性特征表现其症状。

巴达干属水、土源，是指由于水、土二源的秉性含有重、寒、湿的特性。

巴达干为阴性，指的是因其秉性和表现均以属阴为主而言。例如，巴达干的秉性中重、寒、钝、柔等均为阴性，与希拉性质相反。

巴达干属性为寒是依其性质而言。希拉为热，巴达干为寒，故寒与热相对，它们在三根中互相依存，互相制约，处于相对平衡状态时才能使机体保持正常生理功能。如若希拉失去平衡，出现偏盛或紊乱引发病变时，则会导致热性希拉病而消耗体能。相反，若巴达干失去平衡，出现偏盛或紊乱引发病变时，则导致寒性的巴达干病而冻凝体能。

除此之外，巴达干还具有柔、固、黏等秉性。如腐熟巴达干和能足巴达干等均为黏润附着性物质，分布于胃和关节腔的黏液中。故巴达干又称为"黏液"或"巴达干黏液"。

正常巴达干与希拉对应依存时，主要滋生和调节体液，维持机体生理功能。若巴达干偏盛或紊乱引发病变时，以巴达干秉性特征临床表现为主，成为巴达干病或寒性病症。

1. 巴达干的分类：根据巴达干的功能和存在的部位将巴达干分为总巴达干和具体巴达干两种。具体巴达干又可分为主靠巴达干、腐熟巴达干、司味巴达干、能足巴达干、能合巴达干等五种，又称之为五根巴达干。

2. 巴达干的秉性：巴达干的本质特性称之为巴达干秉性。若要判断正常巴达干需通过其秉性，且属正常范围与否或病变与否也以其秉性病变为依据。巴达干的秉性有重、寒、腻、钝、柔、固、黏等七种。

重：与轻相反。巴达干型体质者表现为性格坦荡，身重而行动缓慢，身体强健，心胸开阔等。另外巴达干虽然依脑居上，但引发病变时，常有下沉表现，如巴达干病患者有身心沉重感等均由重秉性所致。它赖于重性物质而滋长，且被轻性物质所克制。

寒：与热相反，热量低弱为寒的特征。巴达干型体质者表现为胃火钝，体表发凉，耐热，患病后体温低弱，内外发冷等均为寒之特征表现。它赖于寒性物质而滋长，且被热性物质所克制。

腻：与淡相对，则与细燥相对而言。巴达干型体质者表现为肤色白皙，体态丰满，均为腻之特征。若巴达干偏盛时，则有身体发胖，脂肪增多等表现，与腻秉性相关。它赖于寒腻性物质而滋长，且被细燥性物质所克制。

钝：与锐相反，则与锐相对而言。巴达干型体质者表现为行动、思维活动迟缓，为钝之特征。巴达干黏液不易串行于微细孔窍且引发巴达干病变时疾病发作及进程缓慢，且不易治愈等均为钝秉性所致。它赖于钝性物质而滋长，且被锐性物质所克制。

柔：与糙相反。巴达干含有水性和油腻性成分，因此具有柔化作用。巴达干型体质者表现为性情温和，皮肤柔软等，均为柔秉性之特征。它赖于柔性物质而滋长，且被糙性物质所克制。

固：与动相反。与重相似，巴达干型体质者表现为心胸坦荡，性格稳重，有耐性，记忆牢固，这些均为固之特征。若诱发巴达干病变时疾病进程缓慢，不易治愈等也是固之特征。它赖于重固性物质而滋长，且被轻性物质所克制。

黏：与糙相对而言。巴达干、腐熟巴达干、能合巴达干等均为黏润附着性物质。巴达干偏盛时表现为黏润附着性物质增多，妨碍脉管内串行或引起堵塞等由黏秉性所致。它赖于软湿性物质而滋长，被糙性物质所克制。

3. 巴达干的分布：可分为总巴达干分布与具体巴达干分布。

总巴达干分布：遍布于人体各处，但主要依脑居上，位于人体心脏以上的部位和胃部。

具体巴达干分布：主靠巴达干位于胸部，腐熟巴达干位于胃部，司味巴达干位于舌部，能足巴达干位于头部，能合巴达干位于全身关节间。

4. 巴达干的功能：分为总巴达干功能和具体巴达干功能。

（1）总巴达干具有滋生和调节体液并促使人体生长及健壮，稳定神志，促进睡眠，延年益寿，润滑和坚固关节促使关节运动等功能，同时也具有使人心胸开阔，增强耐力，使肌肤白皙滋润等功能。

（2）具体巴达干功能：①主靠巴达干位于胸部，为五种巴达干之首，为其他四种巴达干依赖的基础，协助它们保持和发挥作用，主司全身水液和黏液的贮存及应用，滋生、调节体液等功能。

②腐熟巴达干位于胃，消化三能之一，能磨烂食物，使食物易于消化分解。

③司味巴达干位于舌，帮助舌发挥味觉功能。

④能足巴达干位于脑部，帮助五官发挥视、听、嗅、味、触等功能，并使人产生满意和知足感。

⑤能合巴达干位于关节间，具有连结关节，润滑关节，帮助其

完成屈伸活动的功能。

四、三根之间相互关系

赫依、希拉、巴达干存在于人体中是以相互对立、相互统一的关系共存。研究三根内在联系是非常复杂的问题，关系到五源学说、生理学、病理学等多学科内容。

从三根秉性分析三者关系：希拉秉性中的热、锐、轻、热性腻与巴达干秉性的寒、钝、重、寒性腻相对立；赫依秉性中轻与巴达干的重相对立，而与希拉的轻相统一；凉与希拉的热相对立，而与巴达干的寒相统一；糙与巴达干的腻相对立，而与希拉的热秉性所致的燥功能相统一。

赫依是希拉和巴达干两者正常运作的动力和协调者。在正常情况下，赫依使七素各行其道，能保持希拉和巴达干的相对平衡状态。而赫依在病变情况下，不仅导致赫依病，而且与希拉合并则使热亢进，与巴达干合并则加剧寒邪，能使病势加重。

正确认识三根内在的联系有助于掌握蒙医学基础理论的内涵。在临床上判断赫依的生理功能和病理改变尤为重要。《秘诀医典》中指出："赫依既可煽动引发一切疾病，又可收罗一切疾病的末尾，赫依具有播散、紊乱、激化疾病的作用，致使病情变得更为复杂。"

希拉和巴达干以相互对立、相互依赖、相互制约的形式存在于体内，二者中任何一方以其对立方为自己依存的前提。正如寒性以热性为存在前提，热性以寒性作为其存在的前提一样，无热性希拉，则没有寒性巴达干，每一方都以另一方为其依存的前提，并且两者之间相互对立且相互依赖、相互制约。希拉作为热源提供热能，巴达干则主司体液；希拉生热，巴达干则生寒。这样，希拉和巴达干相互对立制约，彼此控制其过盛或不及，处于相对平衡状态。在希拉和巴达干相互对立、相互制约、相互依赖的运动中，赫依不仅起着协调作用，同时也是两者正常运行的动力。

五、蒙医体质学说

体质特性是人体先天就具备的生理特性，亦叫体质本性。

人的体质、肌肉、体温、记性、气色和性格等，一生下来就有各自的特性，这是由人体三根之哪一根为主所决定的。古代医学家以赫依、希拉、巴达干三根理论为基础，把人之体质特性分为赫依型体质、希拉型体质、巴达干型体质，赫依-希拉混合型体质，赫依-巴达干混合型体质，巴达干-希拉混合型体质和三者聚合型体质七种类型。

体质特性是先天具备的，在胚胎生长发育时期即已具备。人体三根之量不均等，是因父母体质特性的遗传所致，也和胚胎发育过程中其母之饮食习惯和起居有一定关系。

体质包括总体特征、胃火特征和消化特征等三种表现：

（一）体质总特征

1."赫依"体质：体格矮小、干瘦、背稍驼、肤色发青，因胃火不平而耐寒性弱，腹坚，对泻性饮食及药物有耐性，睡眠不实，多言语，行走时关节作响，能歌善舞，爱争吵，善于比试竞赛，行动灵活，酷嗜甘、酸、咸味及热性食物等显示赫依秉性之特征和表现。

2."希拉"体质：体格中等，肤色及毛发呈浅黄色，极其聪明，好骄傲，因胃火锐，故耐寒，多汗，身臭，又因消化希拉之功能优势而易于渴，不耐饥，腹软，不耐泻性饮食和药物，易泻，行动敏捷，反应迅速，酷嗜甘、苦、涩味及凉性食物等显示希拉秉性之特征和表现。

3.“巴达干”体质：体型较大，魁梧，端直，胸宽，肌肉丰满，皮肤呈白色，因巴达干具有寒钝等秉性而身体活动比较慢，对事物的反应相对迟钝，喜睡，体表发白，腹部适中，耐饥渴，耐痛苦，抗烦恼，外柔内刚，性情温和，嗜辛、酸、涩味及粗糙食物等显示巴达干秉性之特征。

4.“赫依＋希拉”混合型体质：显示以赫依与希拉并列为主的特征者称之为“赫依＋希拉”混合型体质，体型较小。

5.“赫依＋巴达干”混合型体质：显示以赫依与巴达干并列为主的特征者称“赫依＋巴达干”混合型体质，身材中等。

6.“希拉＋巴达干”混合型体质：显示以希拉与巴达干并列为主的特征者称“希拉＋巴达干”混合型体质，体型较大。其行为、声调、思维等也以其混合成分而定。

7.“赫依＋希拉＋巴达干”三根并列聚合型体质：“赫依＋希拉＋巴达干”三根并列聚合者称“聚合型体质”，由于汇集了上述各体质的特点，发育圆满，较少患病。

将七种体质特性从生理功能方面加以对照，则后者比前者为优越。即一般在现实生活当中以“赫依＋希拉＋巴达干”三根并列聚合型体质者为最多见，其次为混合型体质，而赫依、希拉、巴达干单型体质者较少见。蒙医学理论认为，人体之特性在先天即已形成，可终身保持。但随着年龄增长，在某些方面有所变化，如将人之一生分成儿童、青壮年、老年三个阶段，在儿童阶段土、水二源旺盛，为生长发育吸收大量营养，所以，较之青壮年和老年，显示巴达干优势的特征；青壮年时期，人之精力最为充沛，热能正处在旺盛阶段，所以，较之儿童和老年，显示希拉优势之特征；老年则处于体热趋于减弱，营养正在降低阶段，所以，较之儿童和青壮年，显示赫依优势的特征。这与人之体质特性并不矛盾。

（二）胃火（热能）特征

胃火即希拉之热，主要指消化希拉，是依据消化功能所得的称谓。胃火属阳性，归火源，亦称"热能"。消化希拉是全身热能的基础。

热能可分为主热能和热能分支（分支热能）。主热能位于胃肠道，热能分支遍布于全身。消化希拉、腐熟巴达干和调火赫依三者共同完成消化功能，因此，被称为消化三能。消化希拉能够产生分支热能，遍布于全身的分支热能在变色希拉的消化加工作用和普行赫依的动力作用下，促进七精华之成熟，分解精华与糟粕，并滋养基本七素（精华、血液、肌肉、脂肪、骨骼、骨髓、精液）。

在饮食消化和七素三秽的分解过程中，以火源性食物精华所产生的热、温、锐、腻性饮食和起居，能使人体的热能不断得到滋养和使损耗得以补充。与此相反，寒、涩、重性饮食和起居则使人体热能减弱。所以，适当调理饮食起居，使七素三秽的分解（新陈代谢）正常进行，是保证热能的重要条件。若胃火正常且充足时，可使饮食消化及清浊生化得以正常运行，并滋养三根七素，使人容颜焕发，精力充沛；如果胃火过盛可灼伤体素；胃火过衰则食物不能消化，易患通拉嘎（精华）不消之症。

由于人的体质特性不同，热能也有先天性差异。根据其不同情况，可将胃火分为胃火不平、胃火锐、胃火钝、胃火平四种。

1. 胃火先天不平：赫依型体质特性者胃火先天不平，因为在其体内以赫依为主，调火赫依之作用相对突出，赫依之轻、动秉性影响消化希拉，所以胃火时大时小，很不稳定。

2. 胃火先天锐：希拉型体质特性者的胃火先天锐，因为其体内以希拉为主，作为胃火物质基础的消化希拉之作用相对突出，希拉之热、锐秉性占优势，其胃火（热能）自然为锐。

3.胃火先天钝：巴达干型体质特性者的胃火先天钝，因为其体内以巴达干为主，腐熟巴达干之作用相对突出，巴达干之重、寒、钝秉性影响消化希拉，使其热、锐秉性作用相对减弱，所以其胃火（热能）自然变为钝。

4.胃火先天平：聚合型体质特性者胃火先天平，因为其体内三根处于相对平衡状态，调火赫依、消化希拉、腐熟巴达干之力量亦均衡，所以其胃火也自然变为平。

另外，赫依、希拉合并型体质特性者，胃火偏锐；赫依、巴达干合并型体质特性者，胃火偏钝；而希拉、巴达干合并型体质特性者，胃火相对较平。

（三）消化特征

消化特性是由消化三能产生的先天性生理特性，亦称消化功能分类。因为每个人的体质特性有所不同，消化功能也各有差异，尤其对重性、泻下作用的饮食或药物的反映也有所不同。消化特性一般分为腹坚、腹软、腹正等三种。

1.腹坚：赫依型体质特性者以赫依为主，所以调火赫依的功能生来显著，赫依之坚、糙秉性生来优越，从而腹坚，不易腹泻。

2.腹软：希拉型体质特性者以希拉为主，所以消化希拉的功能生来显著，希拉之湿、泻秉性生来优越，从而腹软，对缓泻剂或含有水、土源性质的重性饮食敏感，容易腹泻。

3.腹正：巴达干型体质特性者以巴达干为主，所以腐熟巴达干的功能生来显著，巴达干之重、腻、柔秉性易于下泻，但钝、固、黏秉性可抑制下泻，因此腹正。

另外赫依、巴达干合并型体质特性者，腹偏坚硬；希拉、巴达干合并型体质特性者，腹偏软；赫依、希拉合并型体质特性者，腹基本平正；聚合型体质特性者，腹正。正确认识和掌握消化特性对保护胃火、防治消化系统疾病、临床上使用泻剂及对人体健康和预防疾病方面具有重要的意义。

第四节 三根与七素关系

三根与七素关系是指人体三根与七素之间的相互协调或克制的关系。在人体生命活动中三根和七素相互依存，成为胚胎形成、生长、发育、生存以及人体衰老死亡的根源。在正常情况下，三根和七素在体内处于相互依存的协调状态，当发生病变时，则处于相互损害的相克状态。由于三根支配着人体的生理活动，因此成为矛盾的主要方面，占主导地位，而七素在三根的作用下进行代谢生化，故成为矛盾的次要方面，处于被动地位。七素为人体构造组织器官的基本成分，是三根所依赖的物质基础，三根则依赖于七素，全面支配人体的生理活动。因此三根称为"依赖者"，而七素称为"被依赖者"。

如果三根与七素关系中没有七素，则三根没有其生成和依靠的物质基础，从而不能支配生理活动的功能。如果没有三根的支配生理活动功能，则不能产生血、肉、脂等七素的精微生化及清浊分化活动。因此，三根和七素在体内是密切相关的，以七素为物质基础，三根为动力，进行着复杂的生命活动。滋养七精华在滋生七素的同时，也滋生着三根完成体内的新陈代谢。

三根在体内起清浊生化，输送精华，排出浊物的作用；而七素则成为三根所依赖的物质基础，同时在三根的支配下，接受滋养七精华的滋养，这就是三根和七素的协调关系。当三根产生病变时则变为三邪，在三邪和七素之间产生相互损害的相克关系。其中以三邪损害七素变化为主，因此把三邪称为"克者"，将七素称为"被克者"。这就是三根和七素之间的相克关系。

总之，三根处于相对平衡状态时，七素功能也正常，三根和七素处于相互依存的协调关系；若三根失衡，则七素也受损，三根和七素之间便产生相互损害的相克关系。

第五章　骨骼、肌肉、腺体

第一节　骨骼

　　骨骼即人体骨骼，是人体的支梁，有保持体形，保护内脏的作用。骨骼肌附着于骨面，当肌肉收缩时，以骨连接处为支点，骨起到杠杆作用（骨为人体基本七素之一，脂肪之精微可滋生骨骼。骨坚硬而有弹性，骨内血脉、淋巴管及白脉起自大脑的白脉分布于骨骼，由此运行赫依和感能），骨从血脉中吸收脂肪精微而得以滋生，以补充其损耗，并分解出骨代谢浊物。在五源中，骨属土源，是正常赫依的依存部位和病变赫依的运行之道。人体共有骨骼206块，每块骨骼的形状、结构及功能各异。

　　骨大致可分成颅骨、躯干骨、四肢骨等三部分。根据骨的形态，一般可分为长骨、短骨、扁骨、不规则骨及含气骨等五种。

　　1. 长骨：多呈管状，位于四肢游离部。由于它的长度较大，故在肌肉牵引下，运动幅度亦大。长骨的中间部分稍细，为骨干，内有空腔，即骨髓腔，含骨髓。长骨具有支撑作用，并组成四肢，如肱骨、桡骨、尺骨、股骨、胫骨、腓骨等。

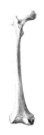

图 5　股骨（长骨）

2. 短骨：一般呈方形，集群稳固相连。短骨表层质密，内部疏松，能承重负压，有支撑的作用，如附骨、腕骨等。

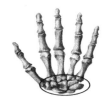

图 6　腕骨（短骨）

3. 扁骨：宽扁，呈板状；多位于头颅部和人体中轴部，组成容纳重要器官的腔壁，起保护作用，如顶骨、额骨、枕骨、肋骨等。

图 7　肋骨

4. 不规则骨：有些骨如颞骨、椎骨、髋骨等其形态呈不规则状。

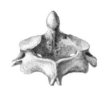

图 8　椎骨（不规则骨）

5. 含气骨：有的不规则骨内部具有含气的空隙，能使骨的重量减轻，如上颌骨、额骨等。

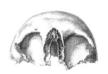

图 9　上颌骨（含气骨）

一、颅骨

1. 脑颅：由形成颅腔的额骨、顶骨、枕骨、颞骨、蝶骨、筛骨等组成，具有保护脑的作用。

（1）额骨：位于颅的前上方，为贝壳形扁骨，借冠状缝与顶骨相接，前缘至眉弓，与鼻骨和颧骨相连。

（2）顶骨：为外隆内凹的四边形扁骨，位于颅的中部，左右各一，两侧上缘与矢状缝相连接，前接额骨，后连枕骨，左右与颞骨相连。

（3）枕骨：位居颅的后下方，整体呈瓢状，上缘借人字缝与顶骨相连，左右与颞骨连接，其下方有枕骨大孔，枕骨大孔两侧有组成环枕关节的枕骨髁，上方有枕外隆凸。

（4）颞骨：成对，位于颅两侧，上接顶骨，颞骨下方有外耳门，其后下方有乳突，前下方有茎突，前方有颧突，颧突与颧骨相连，构成颧弓，颧突根部下有下颌窝，接下颌小头，组成下颌关节。

（5）蝶骨：形似蝴蝶，位于颅底中部枕骨的前方，其中央部为蝶骨体，体内的含气空腔，称蝶窦。

（6）筛骨：位于颅底，在蝶骨的前方及左右两眼眶之间。骨内含有若干含气的空腔，称为筛窦。

2. 面颅：包括鼻骨、颧骨、上颌骨、腭骨、泪骨、下鼻甲、下颌骨、犁骨及舌骨等。

（1）鼻骨：成对，位于两眼眶之间，上窄下宽，呈长方形，两侧鼻骨组成鼻梁。

（2）颧骨：成对，位于眼眶的外下方，菱形，形成面颊部的骨性突起。颧骨上接额骨，其颞突向后接颞骨的颧突，构成颧弓。颧骨下缘与上颌骨相接，构成眼眶的外下壁。

（3）上颌骨：成对，内含上颌窦，位于眼眶下，上接鼻骨、颧骨，下缘游离，有容纳上颌牙根的牙槽。上颌骨体参与构成鼻腔的外侧壁及硬腭的后部分。

（4）腭骨：成对，位于上颌骨的后方，组成鼻腔的外侧壁及硬腭的后部分。

（5）泪骨：成对，位于眼眶内侧壁的前部，为小而薄的不规则骨片。

（6）下鼻甲：成对，骨质薄而卷曲，附着于上颌体的鼻面。

（7）下颌骨：位于上颌骨的下方，可分为一体两支，下体居中央，呈马蹄形，其上缘有容纳下颌牙根的牙槽；下颌支为下颌体后端向上伸出的长方形骨板，其上缘有两个突起，前突称为冠突，后突上端称为下颌头，下颌头上接颞骨的下颌窝构成下颌关节。下颌体和下颌支形成下颌角。

（8）犁骨：为垂直位的薄骨板，构成骨性鼻中隔的后下部。

（9）舌骨：呈横位"U"字形，分离独立，位于颈前部，介于舌喉之间。

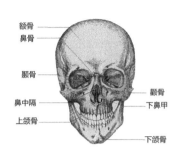

图 10-1　颅骨（正面）　　　　图 10-2　颅骨（侧面）

二、躯干骨

由椎骨、肋骨和胸骨组成。

1. 椎骨：自上而下依次为颈椎、胸椎、腰椎、骶椎和尾椎等。椎骨构造大致相同，每个椎骨都由椎体、椎弓及椎弓伸出的突起构成。椎弓上、下缘各有一凹陷，分别称为椎骨上切迹和椎骨下切迹，两相邻椎骨的上下切迹围成椎间孔，有白脉及血脉通过。

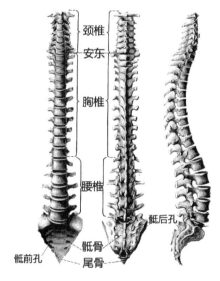

图 11　椎骨（正侧面）

（1）颈椎：共有 7 个，其椎体小，椎孔大，横突有一圆孔，称横突孔，有血脉通过，其棘突有分叉。第一颈椎又称寰椎，呈环状，没有椎体、棘突和关节突，其上面左右各有一个上关节面，与枕骨髁相连接，其下面也有一对下关节面，与第二颈椎的上关节面相连接。第二颈椎又称枢椎，其椎体上有指状突起，称齿突，齿突的前后面，各有一关节面，分别与寰椎的齿凹及寰椎横韧带相接。齿突原来是寰椎的部分，发生与中枢椎的椎体融合，乃为适应头部旋转运动所致。3～6颈椎形态基本相似。第七颈椎棘突最长，头前屈位时，该棘突隆起，在皮下易触及，蒙医学上把第七颈椎称为"安东"。"安东"源于藏文，意为第一关节，由于第七颈椎下穴位是临床计数椎骨数目的起始部位和灸疗取穴的标志，故得此名。

（2）胸椎：共有12个，在椎体侧面和横突尖端的前面都有与肋骨相连接的肋凹。胸椎棘突较长，伸向后下方，互相掩盖，呈叠瓦状。

（3）腰椎：共5个，为椎骨中最大者，椎孔呈三角形，其横突伸向左右两侧，棘突直伸向后方。

（4）骶骨：由5个骶椎融合而成，呈三角形，其底向上，尖朝下。骶骨的两侧有耳状的关节面，与髋骨连接。骶骨前面略凹陷且较光滑，后面粗糙不平，下端向内弯曲。有四对骶前孔和骶后孔，都与骶管相通，由此通过白脉、血脉。男性骶骨细长，女性骶骨则宽短。

（5）尾骨：由4块退化的尾椎融合而成，仅第一尾椎有上关节突及横突的雏形，其余突起不明显。在椎骨上，自安东与第一胸椎之间至骶骨第二椎之间共有20个灸疗穴位：①赫依穴；②希拉穴；③巴达干穴；④母肺穴；⑤子肺穴；⑥命脉穴；⑦心穴；⑧膈穴；⑨肝穴；⑩胆穴；⑪脾穴；⑫胃穴；⑬三舍穴；⑭肾穴；⑮总穴；

⑯大肠穴；⑰小肠穴；⑱膀胱穴；⑲精穴；⑳下清赫依穴。

2. 肋骨：共有 12 对，无骨髓腔，属于扁骨，呈弯曲状，富有弹性。上 7 对肋骨借助软骨连接胸骨；下 5 对与胸骨不相连，其中第 8～10 对肋骨在前方以肋软骨依次连接于上位的肋软骨，而第 11～12 对肋骨的前端游离于腹壁肌层中，称为浮肋。肋骨的长度自第 1～7 肋逐渐增加，以第 7 肋骨为最长，由第 8 肋骨开始至 12 肋骨逐渐变短。第 1 肋骨扁、宽而短，称为短肋。肋骨后端膨大称肋头，有关节面与胸骨体的肋凹相连接。肋头的外侧有肋结节。肋骨体介于肋结节与肋前端之间，其内面近下缘处有肋沟。肋间血脉和白脉沿此沟走行。肋前端稍宽，微凹，接肋软骨。

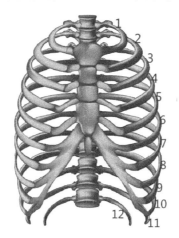

图 12　肋骨（正面）

3. 胸骨：胸骨长而扁，位于胸前部正中。自上而下可分胸骨柄、胸骨体、剑突三部分。胸骨柄上缘正中的切迹，称为颈静脉切迹，其两侧有锁骨切迹。胸骨体与胸骨柄相连接处形成突向前方的横行隆起，称为胸骨角，可在体表触及，平对第 2 肋，是计数肋骨的重要标志。胸骨体呈长方形，其下端悬挂着剑突，剑突形状不定，扁而薄，末端游离。胸骨两侧有 7 对与肋骨相关节的切迹。

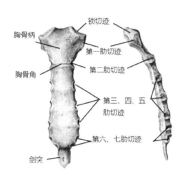

图 13　胸骨（正、侧面）

三、四肢骨

1. 上肢骨：包括锁骨、肩胛骨、肱骨、前臂骨及手骨等。

（1）锁骨：位于胸廓前上部两侧。整体于皮下均可摸到，是重要的骨性标志，其形状呈"S"形。锁骨内侧 2/3 凸向前，外 1/3 凸向后，上面平滑，下面粗糙，内侧端粗大，与胸骨柄相接，外侧端扁平，与肩胛骨的肩峰相连接。

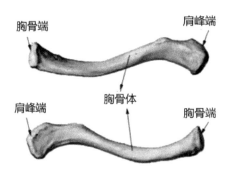

图 14　锁骨

（2）肩胛骨：是三角形的扁骨，位于胸廓的后外侧上部。介于第 2～7 肋骨之间。其外侧角最肥厚，有梨形关节面，称为关节盂，与肱骨头相连接。上缘的外侧部有一弯曲指状突起，称为喙突。肩胛骨的前面为一大的浅窝，朝向肋骨，后面被一横列的肩胛冈分成冈上窝和冈下窝。肩胛冈的外侧端向前外伸展，高耸在关节盂上方称为肩峰。肩峰内侧缘有平坦的小关节面，与锁骨构成关节。

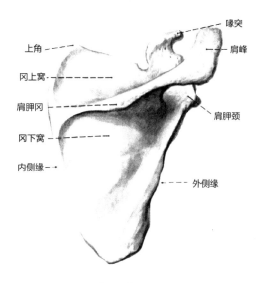

图 15　肩胛骨（后面观）

（3）肱骨：位于上臂，分为一体和两端。上端有肱骨头，与肩胛骨的关节盂相连。肱骨头前下方的突起，称为小结节，小结节外侧隆起，称为大结节。上端与体交界处稍细，称为外科颈。肱骨体的中部外侧面有粗糙的三角肌粗隆。肱骨体的后面有由内上斜向外下的桡神经沟，有同名神经通过。肱骨下端呈扁形，外侧有肱骨小头，与桡骨形成关节；内侧有肱骨滑车，与尺骨形成关节。肱骨滑车上方有鹰嘴窝。肱骨小头的外侧和滑车的内侧各有一个突起，分别称为外上髁和内上髁。内上髁后下方有一浅沟，称为尺神经沟，有尺神经通过。

（4）前臂骨：由桡骨和尺骨组成。桡骨位于前臂外侧部，分为一体两端。上端比下端细

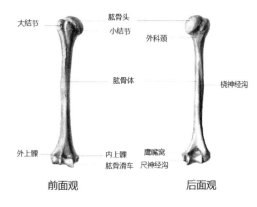

图 16　肱骨

第五章　骨骼、肌肉、腺体

小，称为桡骨头。桡骨头的上面有关节凹与肱骨小头相连接；桡骨头的周缘有环状关节面与尺骨构成相连接。桡骨头的下内侧有桡骨粗降。桡骨下端的内侧有关节面，称尺切迹，与尺骨头相连接；下端外侧向下突出，称为茎突。桡骨下端下关节面与腕骨相连接。尺骨位于前臂内侧部，分为一体两端。上端较为粗大，前面有大的凹陷的关节面，称为滑车切迹（半月切迹），与肱骨滑车相连接。在切迹的上下方各有一突起，分别称为鹰嘴和冠突，冠突外侧面的关节是桡切迹，与桡骨头相连接，尺骨下端称为尺骨头，与桡骨的尺切迹形成关节。尺骨头的后内侧有向下的突起即尺骨茎突。

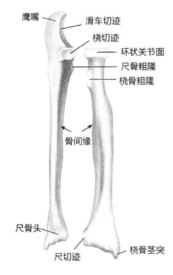

图 17　前臂骨（桡骨和尺骨）

（5）手骨：分为腕骨、掌骨及指骨。腕骨由 8 块小短骨组成，排成两列，每列各有四块。由桡侧向尺侧，近侧列依次为手舟骨、月骨、三角骨和豌豆骨；远侧列依次为大多角骨、小多角骨、头状骨和钩骨。近侧列前三块腕骨的近侧面合成卵圆形凸面，与桡骨下端的下关节面相连接。掌骨为小型长骨，共 5 块，由桡向尺侧，分

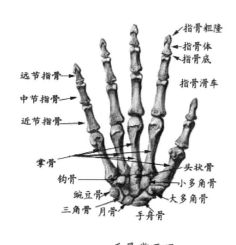

手骨掌面观

图 18　手骨

别称为第 1～5 掌骨。掌骨的近侧端为底，接腕骨；远侧端为头，接指骨；头底之间的部分为体。第一掌骨较短，其他四掌骨基本相似。指骨共 14 节。拇指有两节指，其余各指都有三节。由近侧至远侧依次为近节指骨、中节指骨和远节指骨。近节指骨和中节指骨可分为底、体、滑车（头）三部分。远节指骨下端无滑车，掌侧有甲粗隆。

2. 下肢骨：包括髋骨、股骨、髌骨、小腿骨、足骨等。

（1）髋骨：由上部的髂骨、后下部的坐骨和前下部耻骨构成。幼儿时期，三骨互借软骨相连，成年后三骨逐渐融合成为一块髋骨。髋骨的外侧面有一深窝，称为髋臼。坐骨和耻骨围成的卵圆形孔称为闭孔。髂骨上下宽广，中间部狭窄肥厚。左右髂骨与尾骨连结成骨盆。髂骨上缘肥厚，称为髂嵴。髂嵴前端为髂前上棘，后端为髂后上棘。在髂前上棘的下方，有髂前下棘。髂骨内面的大浅窝，称为髂窝。窝的后方有耳状的关节面与骶骨相连接。坐骨下端后部有肥厚而粗糙的坐骨结节，为坐骨最低处，可在体表扪到。坐骨后缘的三角形突起为坐骨棘。坐骨棘的上、下方分别有坐骨大切迹和坐骨小切迹。耻骨呈钩状，在两侧耻骨相对面的外侧，于耻骨上缘，有向前突的耻骨结节。

（2）股骨：位于大腿部，为人体最长的骨，可分为股骨体及上、下两端。上端有球形的股骨头与髋臼相连接。股骨头下外侧的

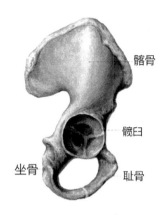

图 19　髋骨

狭细部分称为股骨颈，颈与体交界处有两个隆起，上外侧的方形隆起为大转子，下内侧的为小转子。股骨体后面有纵行的骨嵴，称为粗线。股骨下端有两个膨大，分别称为内侧髁和外侧髁。髁的前面、下面和后面都是光滑的关节面，分别与髌骨和胫骨相连接。内、外侧髁侧面最突起处分别称内上髁和外上髁，都是在体表可以摸到的骨性标志。

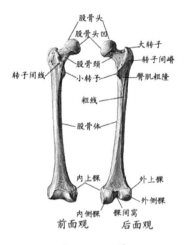

图 20　股骨

（3）髌骨：是全身最大的籽骨，位于股四头肌腱内，上宽下尖，为三角形的扁平骨，前面粗糙，后面有光滑的关节面，与股骨两髁前方的关节面相临。上方称为髌底，下方称为髌尖。

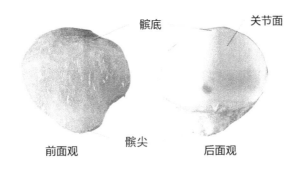

图 21　髌骨

（4）小腿骨：包括胫骨和腓骨。胫骨位于小腿内侧部，可分为一体及两端。上端膨大，形成内侧髁和外侧髁。两髁上面有关节面，与股骨两髁相关。在外侧髁的后下方有一个小关节面，与腓骨头相连接。在胫骨上端与体移行处的前面，有一胫骨粗隆。胫骨体呈三棱柱形，其前缘明显，直接位于皮下。胫骨下端内侧面凸隆，称为内踝，外侧面有一个三角形切迹，与腓骨相连接。下端的下面为一略呈四方形的关节面与距骨相连接。腓骨位于小腿外侧部，细而长，可分为体及两端。上端略膨大，称为腓骨头，其内上面为关节面，与胫骨相连接。头下方变细，称为腓骨颈。腓骨下端膨大为踝，其内侧的关节面，与距骨形成关节。

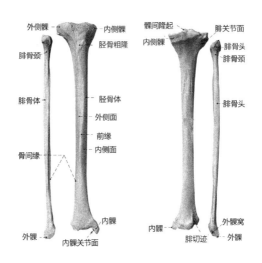

图 22 小腿骨 (胫骨和腓骨)

（5）足骨：分为跗骨、跖骨及趾骨。跗骨属于短骨，共 7 块，即距骨、跟骨、骰骨、足舟骨及 3 块楔骨。跟骨位于足骨后下部，距骨在跟骨的上方，跟骨前方接骰骨，距骨前方接足舟骨，足舟骨

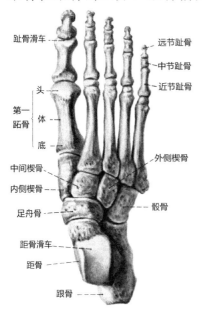

图 23 足骨

的前方为 3 块楔骨。跖骨共 5 块，从内侧向外侧依次为第 1～5 跖骨。每块跖骨也可分为底、体和头三部。第 1～3 跖骨底与楔骨相关节，第 4、5 节跖骨底与骰骨相关节。趾骨比手指骨短小，其数目和命名与指骨相同。拇指为 2 节，其余各趾均为 3 节。

骨骼命寓，即机体易损伤的骨骼及损伤后危害大，危及生命的部位。

第二节　肌肉

　　肌肉又称瘦肉，古籍文献《医经八支精义之要》《四部医典》等有记载。肌肉是人体七素之一，为人体运动系统的重要组成部分。肌肉在胚胎发育期主要靠土源精微所构成，出生后亦不断吸收饮食精微中的土源精微得以滋生，补充其损耗。肌肉为巴达干的依存部位和赫依的运行之道，在赫依的动力支配下进行伸缩运动。

　　在人体七素的清浊生化过程中，肌肉依赖于血液精微而得以滋生，并不断排出眼眵、耵聍等代谢浊物。在《四部医典》和《医经八支精义之要》中提到男性肌肉 500 回（块），女性则多 20 回（块）。

　　肌肉分布于头、颈、躯干、四肢、腹壁、膈等，除此之外，还可构成食管、胃、肠、肛门、膀胱、子宫、心脏等内脏和血管的壁。古代医学家在长期的临床实践中，尤其是 13 世纪，蒙古族医学家在解剖身体结构和正骨实践中，积累了丰富的肌肉相关知识。遗憾的是记载那些知识的书籍基本已丢失或损坏。所发现的书籍中清楚记载的虽只是"肉命寓"，但它也是不可或缺的珍贵研究资料，同时也是关于骨骼肌的基本情况的记载。全身的每一块肌肉都由很多肌纤维组成，其中多数肌肉的两端都形成筋，固定在骨头上。肌肉的这一筋状部位称为肌腱。

　　肌肉中骨骼肌的基本形态主要有长肌、短肌、阔肌、轮匝肌四种。

　　1. 长肌：多见于四肢，呈纺锤形，肥大的部位称为肌腹，两端稍细部位称为肌肉的头和尾。头和尾端变成筋，称为肌腱。收缩时肌显著缩短而引起大幅度的运动。

2. 短肌：多分布于躯干深层。形态短小，多见于腰部关节等部位。

3. 阔肌：扁平而宽阔，位于躯干薄层。构成腹腔等体腔壁，具有支撑和保护内脏作用。阔肌可整块收缩，也可部分收缩，故可完成多种运动。阔肌的腱呈膜状，称之为腱膜。

4. 轮匝肌：多呈环形，位于嘴、眼、肛门等孔、裂周围，收缩时会使孔裂关闭。

骨骼肌附着于两块以上的骨面，中间可跨越一个或几个关节，收缩时可产生关节的运动。赫依运行和分布在肌肉内的白脉分支中产生肌肉运动。

现将《医经八支》《论述医典》和《秘诀医典》记载的"肌肉命寓"和其中的个别部分与现代医学结合进行讲解，并分为以下四项。

1. 头部肌肉命寓

肌肉命寓为古代医学中肌肉局部的解剖学内容。理解此定义能了解古人对肌肉解剖学分析做出的巨大贡献。

古籍云："头顶部肌肉呈盘状，为险要处；枕骨处肌肉犹如鱼跃状，为险要处；囟门上肌肉形似弓鞘状，为险要处；颞骨处肌肉好似重叠的羊肾，为险要处。"其中：

（1）枕肌：是在枕骨结节两侧竖立的一对薄肌。形如"鱼跃状"。是解剖学上的枕骨肌。

（2）颞骨处肌肉：耳部上颞骨处排列似"重叠的羊肾"的双层薄肌。与现代医学比较指耳上肌和颞肌。外层为耳上肌，内层为颞肌。

（3）顶骨肌肉：《四部医典》中形容"头顶肌肉似双环"。与现代医学比较，头顶虽没有什么环状肌，但是有一层腱膜，故顶骨肌肉是指此腱膜。

（4）囟门肌肉：在《四部医典》中形容的"囟门肌肉似弓鞘"是指现代医学中囟门部腱膜，呈弧形。据此，顶骨肌肉和囟门肌肉指解剖学上的帽状腱膜。

2. 颈部肌肉命寓

蒙医古籍文献中记载，颈部命寓分为三处，即喉肌、咽肌、喉咙肌。

（1）喉咙肌：是指解剖学上的胸锁乳突肌。

（2）喉肌和咽肌：是现代医学解剖学中的胸锁乳突肌内侧肌，但尚未明确它们分别具体是哪块肌肉。

3. 躯干肌肉命寓

关于躯干肌肉命寓，古籍云："脊柱两侧脊肌2块，主肌2块，胸、乳肌2块，肩顶黑肌2块，髋角髂肌2块，腋前黑白肌2块，肩窝颈肌2块，颈项转动肌2块，膈肌1块。"

（1）脊肌：指脊柱两侧浅层肌肉，即解剖学上的背阔肌、竖脊肌等。

（2）主肌：腹腔后壁内侧的脊柱两侧深层肌肉，即解剖学上的腰大肌。

（3）胸、乳肌：位于胸骨两侧至腋前线，即解剖学上的胸大肌。

（4）颈项转动肌：为"安东"两侧的斜肌，即解剖学上的斜方肌。

（5）膈肌：膈介于胸腔和腹腔之间，为圆顶形扁薄的阔肌，蒙医学上可分为黑、白、花三种，指解剖学上的膈肌。

4. 四肢肌肉命寓

有关四肢肌肉命寓古籍云："上肢中羊尾肌命寓2块，桡骨肌命寓2块，腕骨肌中心命寓2块，虎口肌命寓2块；下肢中髂肌命寓2块，凸白肌命寓2块，黑蛙肌命寓2块，小腿肌下端命寓2块，小腿肌中心命寓2块。"

（1）羊尾肌：指从肩关节向下四横指处羊尾状肌肉，解剖学上称之为三角肌。

（2）桡骨肌：据古籍记载"位于腕骨以上五横指处前臂骨外侧"，解剖学上前臂肌桡骨侧肌统称为桡骨肌。

（3）腕骨肌中心命寓："距肘关节以下六横指处"，解剖学上指前臂肌尺侧肌。

（4）虎口肌命寓：位于拇指和食指之间，解剖学上指拇收肌。

以上为上肢肌肉命寓。

（5）髂肌命寓：位于髂骨上方，解剖学上指臀大肌。

（6）凸白肌命寓："位于大腿隆起以下两横指处的大腿外侧"，解剖学上指股外侧肌。

（7）黑蛙肌：位于髌骨上四横指处，解剖学上指股直肌和缝匠肌。

（8）小腿肌下端命寓："位于脚跟以上五横指处"，解剖学上指小腿肌腱。

（9）小腿肌中心命寓："位于脚跟上十横指处小腿后方肌肉中心"，解剖学上指小腿肌。

以上为下肢肌肉命寓。

除此之外，还有许多肌肉遍布全身，但在命寓部分未予记载。

第三节　腺体

腺体是分泌和收纳人体黏液性成分的器官。蒙医古籍文献中所说的腺体大部分与解剖学上的淋巴相似。腺体归属于土源，是巴达干的依存部位。关于腺体的体质、性质、功能在古代文献中很少直接记载。古籍文献《四部医典》中记载"腺为巴达干之命寓"，又将腺归于七素中的脂肪，这类描述对研究腺体的体质、性质、生理作用等起到重要理论依据作用。这里值得一提的是，将腺体归入脂肪中，是表明腺体包括于七素之内，而不是指腺体是脂肪性的。20世纪，印度学者称淋巴液就是巴达干，对此很难评判其对错，但似乎与"巴达干命寓""巴达干黏液"是一致的，故值得深入研究。

腺虽然存在于全身各部，但主要分布于颈部、腋、肠系膜、胸部、脏腑周围、腹股沟、腘窝及消化管道和呼吸管道的黏膜中。腺体大小不一，一般为灰红色或淡黄色的圆形或椭圆形小体。腺体靠肌肉精微得到滋养，并不断进行清浊生化代谢。

腺体为"巴达干命寓"，具有滋生巴达干和调节收纳、排除黏液性成分的作用。

腺体发生病变则会引起腺体病。

从腺体的性质、体质、功能等来分析，解剖学上的唾液腺、胰腺、淋巴腺等属于蒙医学古籍文献中的腺体。若想要深入研究古代文献记载的腺体，应对《四部医典》的五伤章节及阿育吠陀经典著作中详细记载的相关内容进行筛选研究。

第六章　脉管与孔窍

本章包括黑脉（血脉）系统、白脉（神经）系统、孔窍（气道和输送精微之脉）等三部分内容。

第一节　黑脉系统

全身血液流通的管道，亦称之为黑脉。从孔道的角度属空源，血液流通的角度属火源。胚胎期从阳性脉产生所以呈阳性。古代医者对血脉解剖学有深刻的了解。在此将其研究情况做以下简述。

血管是以心脏为中心，遍布全身各部位的闭合网状管道。在普行赫依的作用下心脏进行节律性运动，将血液通过血脉运行至全身，形成血液循环。在解剖学上可分为全身血液循环、肺血液循环。

全身血液循环，即大循环，是指将心脏泵出的营养血输送到主动脉及其分支，完成全身的物质交换，再经过静脉回流到心脏的循环。

《秘诀医典》中记载"与心脏连接的有五大血管"，这与现代解剖学说法是相符的。例如，其中有构成肺血液循环的两个肺脉，有构成全身血液循环的主动脉、胸腔静脉、腹腔静脉。

肺血液循环，即小循环，由肺动脉将心脏接受的含赫依源精华浊物的营养血送至肺，再由肺静脉将含有赫依源精华的内呼吸营养血送至心脏循环。所谓肺血管，不是全身血管分支，而是从心脏直接到肺部再回到心脏的血管。《秘诀医典》记载"心脏的左右两脉通向肺"，指的是肺动脉和肺静脉二者。肺静脉是由肺中多个静脉支结合的左右肺静脉的总和。肺动脉从心脏分支成左、右两支，分别渗透到左右肺。

血脉能够将饮食津液七精华输送至全身各部位，在滋养基本七素的同时，清浊生化，对七素的吸收、分解以及气体交换起着重要作用。古代文献称为"动脉""气血融合脉"。在解剖学上血脉分动脉、静脉、毛细血管三大类。

一、动脉

即从心脏运送营养血至全身器官的血管总称。亦称红脉，在文献中记载为"气血融合脉"。动脉大致分为主动脉、脏腑动脉、头颈部动脉、四肢动脉等。

1. 主动脉

主动脉又称"命黑脉"。《论述医典》中有"命脉如立在背部的松树，从它分支而出的细脉遍布全身。在第三腰椎有三脉向前分支出，其中脉位于心脏"的记载，这一记录惊人地符合了现代解剖学的内容。主动脉在第三腰椎处从心脏分支后，弧形左转，向下运行至第五腰椎沿脊椎左侧，经胸腔、腹腔，到十七椎处分为左右髂总动脉。在全身动脉中除肺动脉之外，其余均从主动脉分出。

2. 脏腑动脉

内脏的动脉较多，其中最主要的是五脏、六腑动脉。文献记载如下：

心脏动脉有左右分支，从主动脉窦发出，分布于心脏，输送营养血。

肺动脉由第四椎（第三胸椎）处，从心脏分出，到第五椎处分为左右二支，为左右肺毛细血管输送含有赫依源的精华与浊物的营养血。《秘诀医典》描述肺内的毛细血管为"肺内的脉如被皮包裹的草捆"。

（1）肝动脉：由第十三椎处，从主动脉分出，向右分布于肝内，输送营养血。

（2）脾动脉：由第十二椎处，从主动脉分出，向左分布于脾内，输送营养血。

（3）肾动脉：由第十五椎处，从主动脉分出左右分支，为肾脏输送营养血。

（4）胃动脉：由第十三椎处，从主动脉分出，其小分支分布于胃内输送营养血。

（5）肠动脉：由第十四椎处，从主动脉分出，又分为诸多细分支，分布于小肠、肠系膜，部分分支分布于结肠，输送营养血。

（6）大肠动脉：由第十六椎处，从主动脉分出，其分支向下分布于大肠、直肠、肛部位，输送营养血。

（7）胆囊动脉：属于肝动脉的分支，由第十三椎处，从主动脉分出，为胆囊输送营养血。

（8）膀胱动脉：是主动脉分出的髂内动脉的分支，分布于膀胱，输送营养血。

（9）三舍动脉（卵巢动脉或睾丸动脉）：由第十六椎处，从主动脉分出，女性三舍动脉进入盆腔内，为卵巢、输卵管及子宫输送营养血；男性三舍动脉同输精管一并经腹股沟，分布于睾丸，输送营养血。

3. 头颈部动脉

分为颈部左右分支。左分支直接发自主动脉，右分支发自主动脉的分支无名动脉。两侧动脉自第三椎处上升，至甲状软骨上缘处分为颈内动脉和颈外动脉二支。颈内动脉分布于脑，颈外动脉分布于头面咽部，输送营养血。它的分支主要分布在喉甲状软骨部、面部、颞部、头顶、鼻、眼、耳和大脑膜等处，输送营养血。古代人尤为重视从其分支到大脑膜的脉支，在《秘诀医典》中称之为"大脑生理洪脉"，"其枝干在脑膜上如树叶的条纹"等，把其作用和分布记载得很详细。

4. 四肢动脉

四肢动脉可分为上肢动脉、下肢动脉。

（1）上肢动脉：为一对较粗的动脉干。《秘诀医典》记载"命脉的两分支到达手部"。左侧的直接起自主动脉弓，右侧的起于无名动脉，左右两动脉到胸廓上口，弯曲呈弓状，沿锁骨下，经胸、肱前内侧至肘部分为内外大分支。外支称为触诊脉，内支称为灵魂动脉。

①触诊脉：是触脉诊病脉。起自肘窝深部，沿桡骨前方至拇指根部分布于拇指、食指、中指和手掌，输送营养血。其中有些分支与掌内灵魂脉分支相接，组成掌动脉弓。

②灵魂动脉：起自肘窝深部，稍向内转，沿尺骨前方至手掌，分支，为小指、无名指和中指输送营养血，其有些分支与掌内触诊脉分支相连，组成掌动脉弓。

（2）下肢大动脉：为一对较粗的动脉干。《秘诀医典》中有"命脉中的两个分支从腹股沟外到达脚部"等相关记载。左右各一支，平第十七椎处分出左右髂总动脉，下行至盆腔内，平第十九椎高度又分为内外二支，其内支分布于盆腔内，输送营养血。外支经腹股沟达下肢，输送营养血。从其又分出多支向下肢各部运送营养血。主要的粗分支为股动脉、腘窝动脉、胫前动脉、胫后动脉。

①股动脉：是下肢动脉的第一分支，从腹股沟出来，经股骨的前部开始在股骨的内侧向下至腘窝沟。《秘诀医典》称之为"心脏命寓脉"。此脉分为多支分布在髂、会阴、股等部位，运输营养血。

②腘窝动脉：是股动脉的连续和下肢动脉的第二分支。《秘诀医典》称之为"腘窝黑脉"。从大腿下部的内侧，斜入腘窝，往下经过腘窝后分为胫前动脉和胫后动脉。

③胫前动脉：从腘窝下缘离开腘窝动脉后，经胫腓骨中间出来后再随前缘向下经过脚尖、拇指和食指间隙进入足底。

④胫后动脉：从腘窝下缘离开腘窝动脉后，随着胫骨后缘背面入踝骨内突足底。这条脉络分支分布在胫骨后和脚跟、踝、足底等部位，运输营养血。

二、毛细血管

遍布于全身组织、细胞之间的细小血管称作毛细血管。毛细血管的一端与动脉相连，接受动脉内的营养血，另一端与静脉相连，将含有精华之浊物的血灌注于静脉。因此毛细血管具有向全身组织输送滋养七精微和营养血的同时，又将代谢浊物输送至相应部位的作用。

三、静脉

从全身毛细血管向心脏运输血的血管称为静脉。静脉大致可分为胸腔静脉、腹腔静脉、输送精微脉。

（一）胸腔静脉

胸腔静脉是《秘诀医典》中记载的与心脏相接的"五脉"之一。将来自上肢、头和胸部的血回送至心脏。胸腔静脉是一支短而粗大的静脉，近端与心脏相接，远端在第一肋骨和胸骨关节后缘分成左右两支。胸腔静脉的主要分支有上肢静脉、颈静脉。

1. 上肢静脉：掌静脉和前臂静脉分支汇集成肱内、外静脉，两条静脉上行相互吻合形成腋静脉，沿锁骨下入胸腔静脉。上肢的所有放血脉都属上述静脉分支。

2. 颈静脉：是颈部最大的静脉。头部和颈部的静脉支结合成颈静脉。左右各一，头、颈部静脉分支汇集后，沿颈部两侧下行至胸锁后方，与上肢静脉会合，流入胸腔静脉的左右分支。胸腔静脉两支联合为胸腔静脉。其大多分支属头颈部的放血脉。

（二）腹腔静脉

这是人体中最粗的静脉。《秘诀医典》中记载的与心脏相接的"五脉"之一。在第十六椎体的右侧，左、右髂总静脉结合为腹腔静脉。沿腹腔后壁、脊椎右侧上行，穿过膈肌入胸腔，将下肢、盆腔、腰腹、肾、三舍、膀胱等内脏及脊柱下缘静脉血液输送至心脏。腹腔静脉主要分支有髂总静脉、下肢静脉、腘窝静脉等。

1. 髂总静脉：从腹股沟处分为左右两支，盆腔静脉和下肢静脉从盆腔后壁脊柱第十九节两侧突出至第十六椎右侧处相互会合成为腹腔静脉，将来自下肢、髂骨、盆腔及会阴部静脉血流入腹腔静脉。

2. 下肢静脉：在《秘诀医典》中记载为"大腿内侧粗脉"。腘窝静脉与大浅静脉相连在会阴下缘成为下肢静脉，从会阴进入盆腔。

3. 大浅静脉：是下肢浅部血管最大的。从脚尖开始到踝骨内突前侧、胫骨内侧、腘窝内缘、大腿内侧出来与小腿内侧相联合成为下肢静脉。

4. 腘窝静脉：包括前、后两胫静脉。其中所有分布于胫后部位的静脉合并为胫后静脉，所有分布于胫前部的静脉合并为胫前静脉。从脚尖外侧开始，至踝部外突后侧向上进入腘窝的微浅静脉，与胫前、胫后微静脉三个一起到达腘窝成为腘窝。腘窝静脉经过大腿内侧，斜上到会阴部与大浅静脉联合成为下肢静脉。大多下肢静脉分支属下肢的放血脉。

（三）输送精微脉

即将饮食精微输送至肝脏的静脉。《论述医典》记载"精华通过九脉从胃运送至肝脏成血"。2000 年前的阿育吠陀及其他古籍文献都提及"输送精微脉"属"门静脉"系。输送精微脉具有运输胃肠道生成的食物精微至肝脏的作用。至此《论述医典》所描述食物精微通过"输送精微脉从胃运输至肝脏成血"的记录是正确的。运输精华脉是由胃、小肠、大肠、脾等脏腑之诸多脉汇集而成的含有饮食精微的静脉。这些血脉至腹腔右上段形成大静脉入肝门分成毛细血管，分布于肝组织中的毛细血管再度汇集成肝静脉，经肝门流入腹腔静脉。因此，输送精微脉血液经肝脏最终注入腹腔静脉。

对于《金光注释集》等古籍文献中"输送精微脉'不存在'"的解释是错误的。

全身的放血脉大多属静脉支。除了在《四部医典》中记载了七十七支放血脉穴外，在其他文献中也有更多记载，在此将不多做细解，如想了解更多内容可拜读巴·吉格木德著的《蒙医学基本理论》（1964 年版）第 3 章第 6 节"1. 繁增血肉的 24 大脉。2. 放血脉两节"中，与现代解剖学比较的研究论述。

第二节　白脉系统

白脉系统即大脑、脊髓及由其分支出的白脉丛。包括感能依存部位和感能运行系统。感应乘赫依，运行于白脉之中。大脑、脊髓白脉均属水源，胚胎期从阴性脉产生所以呈阴性。2000年前的古代医者记载了丰富的白脉相关知识。通过近半个世纪的基础理论研究做以下论述。

一、大脑

根据《论述医典》中记载的"脑脉呈白色且似大海"可知大脑是由许多白脉组成的白脉之海。属中枢神经系统的主干部分，位于颅腔内。在《论述医典》中记载"五官宿位于脉（感知现实）被集中在脑的五百个细脉中"。解释了大脑是脊髓和白脉的根源，也是思维神经和五官感觉神经的集中部位。由大脑分支出的脊髓和白脉，均可成为感能的运行之道。感能乘赫依，运行于白脉之中。对此龙日格丹达尔在《诃子鬘》中解释白脉时记载"脉如房，赫依如诱，心神如房主"，在此提到的心神指感能。

脑透明皮膜：脑外有一层透明的灰色薄膜，称为脑透明膜。

在《秘诀医典》中将其描述为"脑外灰色透明，极薄的薄皮，以网状存在"，它的颜色"灰色"与现代解剖学上的"灰色层"是一致的。

大脑的血脉：脑血脉是由主动脉分出的颈内动脉的分支分布于脑内，借普行赫依功能由心脏输送营养血至大脑。《秘诀医典》中称为"大脑生理洪脉"及"其枝干分布在脑膜上如树叶的条纹"，由此脉完成大脑的滋补与清浊生化。

大脑位于巴达干总位，是司命赫依和能足巴达干的宿位及白脉的中心。在司命赫依的作用和能足巴达干、水源的效能下，成为感能的主要宿位之一，支配精神思维和五官感觉。对身体的生理活动起着重要作用。

二、脊髓

脊髓是中枢神经的一部分，亦称白色命脉。脊髓上端在枕骨大孔处与脑相连，向下在颈椎、胸椎、腰椎、骶椎的椎管内延伸至尾部终止。对此《蓝琉璃》中有"自脑始似根倒刺的脊髓是白脉的核心，粗细不过箭杆，因为水源的本质色泽白，存在于骨间，逐渐变细到尾骨结束，因为所有的白脉都产生于脊髓，所以叫白色命脉"的详细记载。《八方》中亦如此解释。上述记载充分解释了脊髓的结构、位置、颜色等，同时也阐述了脊髓与大脑、白脉之间的紧密联系。

三、白脉

从脑和脊髓分支后遍布于全身，为感能和赫依运行的浅白色脉。《论述医典》及其释文表明，白脉是赫依的运行孔道。白脉在司命赫依的"明感官神经"能足巴达干的"供养感官神经"的作用下完成身体的神经功能，通过赫依运行调节三根及感能乘赫依运行于白脉之中，有明智和感官的功能。

虽然有关白脉的生理功能在古籍中记载的比较散，但已明确，例如在《论述医典》中司命赫依居于大脑"明智和感官的功能，安抚心神"，白脉是"完成身体行为的脉"，在《秘诀医典》中把命脉分为"赫依脉、血脉、气血融合脉"三种，赫依脉属白脉，分布于上肢曲脉、珍宝脉、下肢白脉分支及脊髓寓等。命脉为"赫依运行白脉"。

《秘诀医典》白脉病章节中提到"因内脉与脏腑相连，故如头脑部有病灶则下至脏腑，引发多种症状"，如"若下至胸部，有偏瘫、失觉、水肿或萎缩、大小便失禁等多种奇异症状"。现将近半个世纪的相关内容收集归纳整理后做下述介绍。

白脉是赫依运行轨迹，赫依在白脉内运行的同时感能乘赫依完成"明智和感官"的功能。

如果在大脑或白脉中出现了病症，就会出现赫依运行不畅，不能完成赫依的明感能的作用，在出现病症的部位或感官上有麻木、神经衰弱等功能性症状。所以从病理学角度可以证明白脉是神经脉。

全身白脉可分为连接脏腑的隐性白脉和连接四肢的显性白脉两种。

1. 连接脏腑的隐性白脉有十三条分支。即连接心脏和小肠的赫依脉四条，连接肺、大肠、肝、胆的希拉脉四条，连接胃、脾、肾、膀胱的巴达干脉四条，连接三舍的聚合脉一条。这十三条白脉全部从枕骨大孔中分离出，向下沿脊髓脱离，与相应的脏器结合。与内脏相接的白脉分支虽有很多，但古籍中强调了与五脏、六腑相接的白脉。古文记载的十三条脉络分布如下：

（1）连接心脏的两条赫依白脉，从脑发出后，沿脊髓两侧向下运行至第七椎与心脏相连。

（2）连接小肠的两条赫依白脉，从脑发出后，沿脊髓两侧向下运行至第十七椎与小肠相连。

（3）连接肺的一条希拉白脉，从脑发出后，沿脊髓向下运行至第五椎与肺相连。

（4）连接大肠的一条希拉白脉，从脑发出后，沿脊髓向下运行至第十六椎与大肠相连。

（5）连接肝的一条希拉白脉，从脑发出后，沿脊髓向下运行至第九椎向右分支与肝相连。

（6）连接胆的一条希拉白脉，从脑发出后，沿脊髓向下运行至第十椎向右分支与胆相连。

（7）连接胃的一条巴达干白脉，从脑发出后，沿脊髓向下运行至第十二椎与胃相连。

（8）连接脾的一条巴达干白脉，从脑发出后，沿脊髓向下运行至第十一椎向左分支与脾相连。

（9）连接肾的一条巴达干白脉，从脑发出后，沿脊髓向下运行至第十四椎分左右两支与肾相连。

（10）连接膀胱的一条巴达干白脉，从脑发出后，沿脊髓向下运行至第十八椎与膀胱相连。

（11）连接三舍精府的一条聚合白脉，从脑发出后，沿脊髓向下运行至第十三椎分左右两支与三舍相连。

2. 连接四肢的显性白脉共有六条分支。分布于四肢和三舍、肾。四肢有很多白脉分支，在医学古籍中主要强调了六大粗脉及其分布。显性白脉有分布于上肢的左右曲脉、左右宝脉和分布于下肢的左右管脉。它们的细分支分布于肌肉、肌腱、骨关节之中。古籍记载的六种显性白脉分布如下：

（1）管脉：亦称之为布古劲脉，是下肢白脉。分左右两支，在枕骨大孔处与脊髓相连，距第一椎左右两侧各1寸，向下至第五椎与脊髓并行至第十二椎又分左右两支，与三舍（萨姆色）和肾脏连接。再下行至第十四椎，左右两支又各自分为前后两支，称其为管脉前支和管脉后支。

管脉后支从第十四椎沿盆腔后壁下行，经尾骨和坐骨之间向后穿过，通过臀大肌深层，沿大腿内侧、腘窝外缘向下运行，从外踝与跟骨之间转向前方，经脚尖上方弧形内绕，沿脚背内侧到足心。其分支分别与小趾和中趾连接。

管脉前支从第十四椎处前行，沿腹股沟，经大腿前方、膝关节、胫骨、脚背内侧到大拇指，伸向足心与管脉后支汇合。管脉细分支与大拇指连接部分称为笔尖白脉。上、下肢显性白脉的细分支遍布于下肢。

（2）曲脉：分布于上肢的白脉，左右各一支。从枕骨大孔下行至第一椎，隐没于锁骨和肩胛骨之间，分内外两支。

外支从腋窝沿肱骨颈前外出，经三角肌、肱骨外侧下行至肘外缘。

内支从腋窝沿肱骨内侧下行至肘窝后，向外与外支相交，而后沿桡骨下行与拇指相连，分布于掌心。

（3）宝脉：亦称之为拉达纳脉。为分布于上肢的白脉，左右各一支。在枕骨大孔发出后，沿耳垂下，隐没于锁骨下部，经腋窝、肱骨内侧、肘窝内缘、尺骨、腕骨内侧下行与无名指相连，其分支与拇指相连，到手掌后与曲脉相连接，形成手掌白脉弧。

从宝脉与曲脉可分多支，分布于胸壁和上肢各部位。上述脉络分布是古籍文献的原始记载。惊人的是，这基本和现代解剖学上的较粗大的神经基本相同，尤其是四肢的六个白脉。在2000年前，古代医学家对白脉作了如此细致的分析，是令人惊奇的发现。

第三节　孔窍

孔窍即全身血液、饮食、三根七素、污秽、赫依等的运行轨道或管状器官的总称。属空源，根据分布和特点，孔窍分为外孔窍和内孔窍两种。

1. 外孔窍：开口于体表的孔窍，包括眼、耳、鼻、口、尿道、肛门、女性乳头、阴道等大孔窍以及毛孔等。这些孔窍可将耵聍、泪液、鼻涕、唾液等代谢浊物和秽物排出体外，并且眼、耳等孔窍有感觉功能。

2. 内孔窍：遍布于体内的脉及管道。在《金光注释集》一书中"在身体中赫依等运行的轨迹是孔道的能源"，并说"所有细孔遍布人体，在其内有精华等多种物质运行，使身体得到繁增"。这里主要从古代文献中归纳研究论述。

全身血脉以心脏为中心，形成血液循环系统分支，为闭合网状孔窍，血液和津液精华运行其内。

以中央脉为基础的赫依运行轨道遍布全身，由此运行赫依；从食管至肛门的消化管道是运行饮食的孔窍。

还有从肾至尿道的输尿管，男性三舍至精囊的输精管，女性三舍至子宫的输卵管，气管、支气管至分布于肺内的呼吸管道等孔窍。此外还有"感能运行于心脏"的古籍文献记载。

上述孔窍受赫依的推动作用而保持畅通。孔窍畅通则三根、七素运行良好，尤其使赫依运行正常，对保持身体健康起到重要的作用。如孔窍不畅，首先影响赫依的运行，甚至影响三根、七素的正常运行，导致病变。

引起孔窍不畅通的原因很多，但主要因消化不良或巴达干黏液增多，使孔窍变细或阻塞，而影响气血运行所致。因此保护孔窍畅通，对人体健康具有重要的意义。临床上强调改善赫依、赫依血运行是旨在达到孔窍畅通目的的重要理论。

第七章 脏腑理论

第一节 脏腑绪论

脏腑是人体内脏的总称。其中五源精华之崇且属实质性器官为脏，收纳五源精微之浊且内空如囊的器官为腑。心、肺、肝、脾、肾为五脏，胃、小肠、大肠、胆、膀胱、三舍为六腑。由于脏腑的五源属性，三根的分布、运行之道、依存部位、功能等不尽相同，因此脏腑对人体所起的作用也不尽相同。但都以白脉、血脉和赫依的运行相互贯通，联系密切，形成了一个有机的整体。脏腑系统以赫依为动力，受三根支配，在饮食消化、七素的清浊生化及滋养等生命活动中，完成着重要的生理作用。

关于脏腑理论古代文献未当作一个内容来系统记载过，其关于生理作用的内容模糊、零散。这些内容经巴·吉格木德收集诸多文献研究并整理后首次以《五脏六腑》为一个专题收录在64级本科班的蒙医基础理论教材中。1984年以《蒙医基础理论》为题撰写发表的文章，系统化了蒙医脏腑理论。

1. 脏腑理念：蒙医学认为研究人体脏腑生理运动、生理特点、病理学变化规律以及辨证治疗思维等内容为脏腑理论。脏腑理论以天文历法五源学及整体观为指导思想，阐述脏腑构造、部位、生理功能、病理变化特征以及治疗原则。同时脏腑与机体各个器官之间是有密切联系的一个整体，并以脏腑理论对它们之间的生理和（或）病理变化方面的内在联系进行研究。脏腑理论是蒙医基础理论不可或缺的部分，在临床实践中有重要的理论指导作用。

2. 阴阳属性：五脏属阳性，六腑属阴性。根据古文献记载，脏腑病变时脏热腑寒，而无腑热脏寒之说，故定义为脏属阳而腑属阴。

3. 五源属性：古文献分别用五源及五行归类了脏腑属性。其中天文历法五源学与三根（赫依、希拉、巴达干）以及药理学、胚胎学、人体构造、饮食等多方面学科有着紧密的联系。五脏中，心属空源精微为主的心意之崇，肺属气源精微为主的内呼吸之崇，肝属火源精微为主的体温之崇，脾属土源精微为主的坚重之崇，肾属水源精微为主的湿润之崇；六腑中，胃为收纳土源精微的糟粕之腑，小肠属收纳空源精微的糟粕之腑，大肠属收纳气源精微的糟粕之腑，胆囊属收纳火源精微的糟粕之腑，膀胱属收纳水源精微的糟粕之腑，三舍属收纳五源精微的糟粕之总部。应用天文历法五源学说归类脏腑的属性使蒙医脏腑理论更加系统化并成为了蒙医的一个重要特色。并能使蒙医基础理论与实践很好地结合，对脏腑理论有着重要的指导作用。以肝胆为例，肝胆居奇素和希拉之部位，并均属热性，属火源。奇素源于食物之精微，胆汁则属于奇素精微之糟粕。病理上，肝胆均属于病变希拉运行之道，病变希拉属热性，呈火源。肝胆病以奇素、希拉热表现为主。临床上诊治肝胆疾病时多以红花、瞿麦、牛黄等性寒、味苦药物为主。这更加证实了天文历法五源学说的临床指导作用。

脏腑内在联系：从饮食消化和七素清浊生化角度将脏腑内在联系分为五脏和六腑之间、五脏之间、六腑之间三种联系。

（1）五脏与六腑之间的关系：一般认为五脏为"五源精微之崇"，而六腑是收纳"五源精微之糟粕的囊袋"。六腑具有消化饮食、清浊生化并可生化食物精微、收纳和排泄代谢浊物的功能。如胃、小肠和大肠能够消化饮食、清浊生化，并可生化食物精微；胆和膀胱等具有完成收纳和排泄代谢浊物的功能。五脏将来源于食物精微的五源进行清浊生化，以五源精微滋生基本七素。其中心脏和小肠、肺和大肠、肝和胆、脾和胃、肾和膀胱相互归属同源，三舍具有五源汇聚性，与五脏均有联系。

（2）五脏之间的联系：五脏主要有七素之清浊生化、精微的生化及基本七素的滋生等功能，从而产生五脏之间的内在联系。如肝脏接受食物精微，并将其生化为滋养精微，即将有火源性质的精微——血运送至心脏；肺脏接受自然气体，将气源精微内呼吸运送至心脏；心脏在普行赫依的推动下，将含有滋养精微的血运送至全身，以滋生基本七素；脾脏可协助胃消化饮食，参与生化土源精微（饮食精微）的活动；肾主司体液（水）的清浊生化，其精微滋生水源，其浊物运送至膀胱。在五脏内进行的清浊生化活动，主要受胃火的支配。

（3）六腑之间的联系：六腑在饮食消化、清浊生化及收纳和分解滋养精微之糟粕的过程中产生相互协调关系。如胃、小肠、大肠在消化三能的作用下消化饮食、生化食物精微，同时，胃可收纳食物精微的糟粕，小肠接纳血液之糟粕胆汁，大肠可收纳食物及气源的糟粕，并将其定期排出体外。胆将胆汁的糟粕运送至小肠，以协助消化。膀胱可贮存饮食糟粕之一尿液，并定期排出体外。三舍贮存红和白精液，生化生殖源泉。五脏六腑还通过白脉、血脉、赫依的运行及五脏之华与全身各器官之间产生密切联系，共同行使生理功能。

第二节　五脏

一、心脏

心脏居脏腑中的首位，蒙医古代文献将心脏记载为"脏中之王"。

1. 属性：心脏是"以空源精微为主的心意之崇"，天文历法五源学中属空源，五行属火。

2. 三根分布：心脏位于人体巴达干总位，是赫依运行的总位之一，普行赫依和能成希拉均位于心脏。因心脏功能主要由赫依支配，所以心脏病变常由赫依邪入侵或合并赫依症所致。此外，由于依存部位和窜行之道之故，心脏发生病变时常被巴达干、赫依所覆盖生心伏热。

3. 位置及结构：心居于胸腔，被子肺围绕，2/3 位于正中线左侧，1/3 位于正中线右侧，两侧与肺相邻。外形如桃，前邻胸骨，下方为膈，后方邻近支气管、食管、胸主动脉等。心脏上端为心底，下部为心尖，心底朝向右后上方，心尖向左前下方。心底部连通主动脉、肺动脉、肺静脉、上下腔静脉等大血脉，由此分出全身动静脉分支，产生血液循环。心脏裹以心包，心包内含适量黏液，以保护心脏。

4. 心脏白脉：机体与脏腑

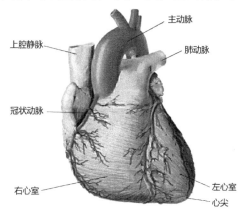

图 24　心脏

连接的十三条隐性白脉有产生赫依的四条白脉中有两条与心脏连接，另两条与小肠相连，通过此白脉形成心、小肠、脊髓和脑连接。

5. 心包：包裹心脏表面的膜性囊。在文献里明确记载心包腔内含一定量的浆液，起到润滑作用，具有减少心脏运动时的摩擦，保护心脏的作用。

6. 功能：心脏是血液循环的中心，在普行赫依的作用下，不停地运动，通过动脉将营养血和内呼吸运行于全身，输送滋养七精微，营养身体。同时，它作为正津的依存部位，能使人焕发精神，精力充沛，提高记忆，稳定神智。

7. 心脏和小肠：心和小肠属同源（五源属性），小肠为心之管辖之腑。外心和肺均位于胸腔内，并以白脉相连，彼此有"灵臣"关系，故产生病变时可相互影响。

8. 心之外窍：舌。心脏病变常引起舌的异常变化。

二、肺脏

蒙医学把肺称作臣脏，是气体交换的重要器官。

1. 属性：肺在五源中属气源，是"内呼吸之崇"，五行属金。

2. 三根分布：位于巴达干之总位，是病变巴达干窜行之道，其附属器官喉咙、气管等属于司命赫依和上行赫依的运行之道，因此肺的生理功能和病理变化与巴达干、赫依有关。肺虽然缘于依存部位之故，常因巴达干过盛而患病，但"肺内血脉犹如捆草，纵横交错，且很松软，故入病容易而出病难"，因此也可因血、希拉而发生病变，重者会引起蜂窝状化脓。

3. 位置及结构：肺居于胸腔内，鼻、喉、气管等呼吸通道为肺的附属器官。肺左右各一，左肺有两叶，右肺有三叶。蒙医学将肺前部称"五叶子肺"，后部称"五叶母肺"。肺通过肺动脉和肺静脉与心连通，产生肺循环。

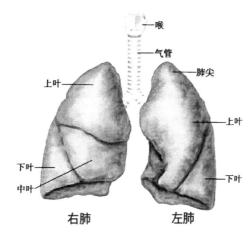

喉
气管
肺尖
上叶
上叶
下叶
下叶
中叶
右肺
左肺

图 25　肺脏（左右两叶）

4. 白脉：机体与脏腑连接的十三条隐性白脉中，产生希拉的白脉中一条与肺连接，另一条与大肠相连，通过此脉肺、大肠和脑部相互连接。

5. 功能：肺为气体交换的重要器官，在司命赫依的推动和支配下进行呼吸运动，从外界新鲜空气中接受气源精微，交换体内外气息，通过"从心脏插入肺的血脉"完成全身的气体交换。

6. 肺与大肠：肺和大肠属同源（五源属性），大肠为肺之管辖之腑，大肠属气源精微之糟粕的囊袋，大肠为"奴仆"，故发生病变时可相互影响。

7. 肺之外窍：鼻。肺病常引起鼻塞、流鼻涕等症状。

三、肝脏

蒙医学把肝脏描述为犹如五脏中的"大妃"。肝脏即生化滋养精微的重要脏器，它与心、肺、脾、肾合称为五脏。

1. 属性："以火源精微为主的体温之崇"，肝在五源中属火源，五行属木。

2. 三根分布：位于希拉之总位，是奇素（血）、希拉的依存部位，变色希拉位于肝脏。因肝脏功能主要受希拉的支配，是正常希拉的依存部位和病变希拉的窜行之道，故肝脏病变，常因希拉邪入侵或合并希拉所致，即肝脏因受依存部位和窜行之道的缘故，常引起奇素（血）、希拉性病变。

3. 位置及结构：肝居于右上腹部，横膈下。肝的上方隆突，其表面借肝镰状韧带分为左右两叶。左叶小而薄，右叶大而厚。肝下面凹陷，其中部有肝门，肝门前方有方叶，后方有尾叶，输送精微脉（门静脉）等肝脏的动、静脉由肝门通过。

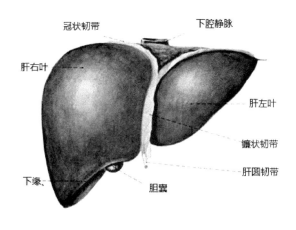

图 26　肝脏

4. 白脉：在十三条隐性白脉中产生希拉的一条白脉与肝相连，另一条与胆连接，通过此脉肝、胆和脑相互连接。

5. 功能：肝在胃火分支和变色希拉的作用下，将食物精微生化为血液，并分解血液之糟粕——胆汁，将其经胆管注入胆。在肝内被生化的血液中含有滋养精微的资源，它在肝内得到初步生化。

6. 肝脏和胆：肝和胆属同源，胆为肝之管辖之腑，肝犹如"大妃"，胆像"肝内悬挂的鼓风皮袋"，故产生病变时，肝和胆可彼此影响。

7. 肝之外窍：目。肝脏病变常诱发眼部症状。

四、脾脏

蒙医学把脾脏描述为犹如五脏中的"小妃"。

1. 属性：是"以土源精微为主的坚重之崇"，脾在五源中属土源，五行属土。

2. 三根分布：位于希拉之总位，是正常巴达干的依存部位和病变巴达干的窜行之道。

3. 位置及结构：脾脏居于左上腹部，横膈下，胃左侧被第9～11肋遮盖。如手掌大小的，呈扁椭圆形的脏器。根据《四部医典》记载，"脾脏犹如边缘厚而中部薄的饼"。

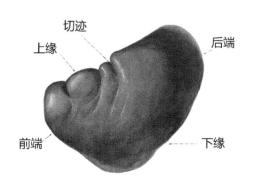

图 27　脾脏

4. 白脉：在十三条隐性白脉中产生巴达干的四条白脉的一条与脾相连，另一条与胃连接，通过此脉脾、胃和脑相互连接。

5. 功能：具有协助胃消化食物的作用。蒙医文献里关于脾脏功能虽没有明确的记载，但根据临床书籍及实践可知脾脏病变主要由消化不良引起，且临床表现与消化系统疾病相关。蒙医学上治疗脾脏疾病时应用助消化的药物。另外脾也与血密切相关。脾热与血性疾病均可引起面、唇发紫的相关症状。

6. 脾脏和胃：脾脏为土源精微之崇，胃收纳土源精微之糟粕，因此脾脏和胃属同源。十三条隐性白脉中产生巴达干的两条白脉分别与脾、胃相连，形成脾、胃、脑的连接。

7. 脾之外窍：唇。

五、肾脏

1. 属性：主司水，分泌尿液的脏器。是"以水源精微为主的湿润之崇"，在五源和五行中皆属水。

2. 三根分布：位于赫依之总位，也是巴达干依存部位之一。因此肾脏病变主要受巴达干邪入侵或合并巴达干症所致。此外，缘于依存部位窜行之道，肾病常被巴达干、赫依所覆盖，引起肾伏热。

3. 位置及结构：肾左右各一，形似蚕豆，居于腹腔后上部，脊柱两旁，右肾比左肾略低。左肾上端平第十一胸椎下缘，下端平第二腰椎下缘；右肾上端平第十二胸椎，下端平第三腰椎。双肾内侧中部有肾门，由此通过肾动、静脉和输尿管，输尿管与膀胱贯通。双肾之间上端距离较下端略近。输尿管为肾的附属器官，起自肾脏，终于膀胱，长 25～30 厘米。

4. 白脉：在十三条隐性白脉中，产生巴达干的一条白脉与肾连接，另一条与膀胱相连，通过此脉运行巴达干和感能，形成肾、膀胱和脑的连接。与下肢连接的显性白脉中的管脉与肾连接，通过此脉肾与下肢可有紧密联系。

5. 功能：肾主水，分泌尿液，并将尿液通过输尿管送至膀胱。

《论述医典》云"双肾像托着屋梁的外臣",此比喻说明,肾除了具有调节全身体液(主水)的功能之外,还有滋补强身,补精益血等作用。所以蒙医学上指的肾脏比解剖学上所指的肾脏范围略广,故临床上治疗肾和腰骶部疾病时,通常统筹兼顾,注重保护肾功能。

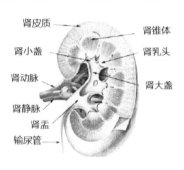

图 25　肾脏

6.肾和膀胱:肾和膀胱同源(五源属性),膀胱为"盛水的皮袋"样腑,故产生病变时,肾和膀胱可彼此影响。

7.肾之外窍:耳。当肾发生疾病时,耳易出现相应的症状。

第三节　六腑

胃、小肠、大肠、胆、膀胱、三舍称为六腑。六腑相对于五脏属阴性。六腑主要消化食物，清浊生化，生化食物精微，收纳并排出七素精微之糟粕。因此，被比作"收纳五源精微之浊的袋子"。六腑在机体三根，尤其是在消化三能的作用下完成机体重要的生理功能。六腑的五源属性、三根分布、运行之道、结构、功能均有各自的特点。

一、胃

胃是收纳和消化饮食的重要腑器，与小肠、大肠、胆、膀胱、三舍并称为六腑。

1. 属性：胃是"收纳土源精微的糟粕之腑"，胃在五源和五行中皆属土。

2. 三根分布：位于希拉之总位，也是巴达干之依存部位之一，腐熟巴达干、消化希拉和调火赫依等均位于胃内，消化希拉和调火赫依则位于胃和小肠起始端。食管为胃的附属器官，由此运行司命赫依。因胃功能主要受巴达干支配，是正常巴达干的依存部位和病变巴达干的窜行之道，因此胃病变多因巴达干邪入侵或合并巴达干所致。此外缘于依存部位和窜行之道之故，胃病常被巴达干所覆盖，产生胃隐伏热。

3. 位置及结构：胃是消化道最大的器官，居于膈下，下腹偏左，上接食道，下通小肠。胃上口为贲门，下口为幽门。食管是前后扁窄的管状器官，位于气管之后，上接咽部，下连胃的贲门。

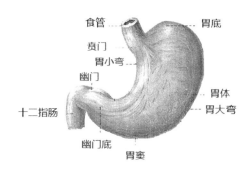

图 29　胃

4. 功能：胃主消化，并将饮食腐熟，形成食糜后运送至小肠。消化饮食主要功能在于胃火，即消化希拉，亦称其为主胃火，胃火分支可遍布于全身。位于胃内的腐熟巴达干、消化希拉、调火赫依三者称为"消化三能"。饮食通常在司命赫依的作用下，经食管进入胃后，首先被腐熟巴达干磨碎、腐熟变成甘味，呈泡沫状，能使巴达干得以滋生；其次被消化希拉溶解生化，转化为酸味，能使希拉得以滋生；最后被调火赫依分解成精微和糟粕变成苦味，能使赫依得以滋生。饮食精微可通过输送精微脉输送至肝脏，其糟粕入小肠。在十三条隐性白脉中产生巴达干的一条白脉与胃连接，另一条与脾相连，通过此脉胃、脾和脑相互连接。胃和脾同源（五源属性），胃为脾管辖之腑，在腹腔内胃脾相邻，整体上胃犹如"烹调食物的锅"，脾像"小妃"，故产生病变时，胃脾可彼此影响。

二、小肠

小肠即消化饮食、收纳饮食糟粕的腑器，与胃、大肠、胆、膀胱、三舍并称为六腑。

1. 属性：小肠是"收纳食物糟粕之腑"，五源属空源，五行属火。

2．三根分布：位于希拉之总位，小肠的功能主要受希拉的支配，是正常希拉的依存部位和调火赫依、病变希拉的窜行之道，因此小肠病变多因希拉邪入侵或合并希拉所致。

3．位置及结构：小肠是消化管中最长的一段，上端续于胃的幽门，下端与大肠相连，胆总管开口于小肠起始部，胆汁通过胆总管进入小肠。小肠借系膜固定于腹后壁。

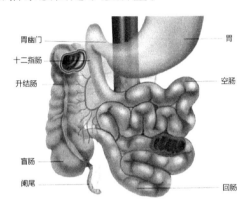

胃幽门 十二指肠 升结肠 盲肠 阑尾 胃 空肠 回肠

图 30　小肠

4．功能：蒙医学把小肠称为"消化与尚未消化之中间处"。小肠在调火赫依的动力推动下，把胃内初步生化的饮食进一步进行清浊生化，并将饮食精微运送至肝脏，同时把代谢浊物排到大肠。流入小肠内的胆汁除助消化之外，还可滋生消化希拉。在十三条隐性白脉中产生赫依的白脉有四条，其两条与小肠连接，另两条与心相连，通过此脉小肠、心和脑相互连接。小肠与心同源（五源属性），小肠为心之管辖之腑，在人体内小肠像"王后奴仆"，心犹如"国王"，故产生病变时，小肠、心可彼此影响。

三、大肠

大肠即收纳食物糟粕的腑器，与胃、小肠、胆、膀胱、三舍并称为六腑。

1. 属性：大肠是"收纳食物糟粕及肺气糟粕（气源精微的糟粕）之腑"，在五源中属气源，五行属金。

2. 三根分布：大肠的绝大部分位于赫依之总位，是下清赫依的依存部位。因大肠的功能主要受赫依的支配，且是正常赫依的依存部位和病变赫依的窜行之道，故大肠病变多因赫依入侵或与赫依合并病变多见。

3. 位置及结构：大肠是消化管的下段，上接小肠，下连肛门，借结缔组织、系膜附着于后壁，"形如盘绕的金蛇"。大肠沿腹腔右侧上行部分称为升结肠或血肠，腹腔上端横行部分为横结肠或食肠，沿腹腔左侧下行部分称为降结肠或虫肠。降结肠下段接乙状结肠、直肠和肛门。阑尾是大肠的附属器官。

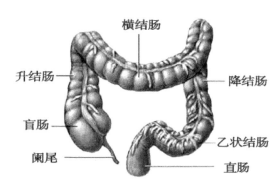

图 31　大肠

4. 功能：大肠的主要功能是收纳贮存或定期排出饮食糟粕，即饮食在胃和小肠内被消化、吸收，其代谢浊物被运送至大肠之后，在下清赫依的作用下排除体外。大肠是赫依的重要场所，气源糟粕聚集于大肠之内。在十三条隐性白脉中产生希拉的一条白脉与大肠相连，另一条与肺相连，通过此脉运行希拉和感应，形成大肠、肺和脑的连接。大肠和肺同源（五源属性），大肠为肺管辖之腑，大肠像"王后的奴仆"，肺犹如"内臣"，故产生病变时，大肠、肺可相互影响。

四、胆

胆即贮存和排泄胆汁的腑器，与胃、小肠、大肠、膀胱、三舍并称为六腑。

1. 属性：胆为"收纳血液糟粕之腑"，在五源中属火源，五行属木。

2. 三根分布：位于希拉之总位，是希拉的依存部位。因胆的功能主要受希拉支配，且是正常希拉的依存部位和病变希拉的窜行之道，所以胆腑病变多因希拉邪入侵或合并希拉所致。

3. 位置及结构：胆居于右上腹，肝脏下面的胆囊窝内。胆囊内包含着血精微之浊——胆汁。胆囊管与胆总管相连，开口于小肠起始部。

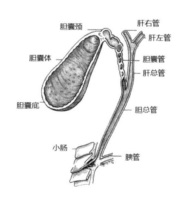

图 32　胆囊

4. 功能：饮食精微经"输送精微脉"到达肝脏之后，在变色希拉的作用下，被生化为血液；血液在肝内再度进行清浊生化，其代谢浊物（糟粕）变为胆汁贮存于胆内。胆汁是希拉的物质基础，它能够滋生消化希拉。胆汁通过胆总管流入小肠，协助消化，滋生消化希拉的同时，其浊物分解成为粪便的色素和尿液沉淀物。胆汁精微被生化为黄水，遍布全身。在十三条隐性白脉中产生希拉的一条白脉与胆连接，另一条与肝相连，通过此脉形成肝、胆和脑的连接。胆和肝同源（五源属性），胆为肝管辖之腑，肝像"国王的大妃子"，胆犹如"悬挂于肝内的鼓风皮带"，故产生病变时肝、胆可彼此影响。

五、膀胱

膀胱即贮存和排泄尿液的腑脏，与胃、小肠、大肠、胆、三舍并称为六腑。

1. 属性：是与肾相连的膀胱为"受纳内水源精微的糟粕——尿液之腑"。在五源和五行中，其属性皆归水。

2. 三根属性：膀胱位于赫依之总位，也是巴达干依存部位之一。因膀胱主要受巴达干、赫依支配，尤其受下清赫依支配，并且是病变巴达干的窜行之道，因此膀胱病变多因巴达干、赫依邪入侵或合并巴达干、赫依所致。

3. 位置及结构：膀胱居于盆腔内，呈锥体形，顶端细小，朝向前上方，底部呈三角形，朝向后下方，起自双肾的输尿管连接在膀胱底部两侧，膀胱口朝下连接开口于尿道。"膀胱水之脉"是指两侧输尿管和尿道。膀胱后面附有精囊腺，下面有前列腺，空虚的膀胱全部位于盆腔内，充盈时则与腹壁下部接触。

4. 功能：膀胱贮存由肾脏分泌的体液浊物（尿液），并在下清

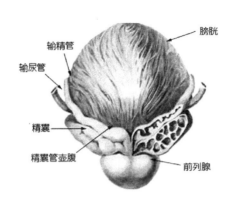

图 33　膀胱

赫依的作用下经输尿管定期排除体外。在十三条隐性白脉中，产生巴达干的一条白脉与膀胱连接，另一条与肾连接，通过此脉，形成膀胱、肾和脑的连接。膀胱和肾同源（五源属性），膀胱为肾之管辖之腑，相互以输尿管相连，膀胱像"盛水的囊袋"，肾犹如"外臣"，故产生病变时，膀胱、肾可彼此影响。

六、三舍（精府）

三舍系男女生殖器官，即贮藏精血，传宗接代之腑。

1. 属性：是"五元精微之糟粕的会聚处"，有"精血之库"之称。三舍属于五源聚合性器官。

2. 三根分布：位于赫依之总位，是赫依、希拉、巴达干的依存部位和下清赫依的运行之道。由于三舍的功能受三根支配，也是下清赫依的运行之道，所以三舍常因三根失衡而罹患，并多合并赫依症或女性合并气血症较多。

3. 结构：三舍有男女性之别，男性三舍包括精囊腺、前列腺、输精管、射精管、尿道球腺、睾丸等。睾丸位于盆腔外，阴囊内，左右各一。睾丸上接输精管，输精管从阴囊到外部皮下，再通过腹股沟入盆腔，在膀胱底的后面精囊腺的内侧，膨大形成输精管壶腹，其末端变细并与尿道相通。女性三舍包括卵巢、输卵管、子宫、阴道等。卵巢位于女性盆腔内，为成对的实质性器官，呈扁卵圆形。卵巢与子宫以输卵管相连接，输卵管主要运输红精（指女性卵子）。子宫位于盆腔内，宫颈朝下，形似梨状的器官。正常情况下位于盆腔内，当妊娠时增大并达到腹腔。子宫颈下部为阴道，阴道口开口于外生殖器。

4. 功能：三舍是生化和聚集红、白精血的重要生殖器官，七素最终生化为红、白精血，会聚贮藏于男女三舍。女性红精每月经过输卵管进入子宫内，此时未与男子白精结合，便成为月经排出体外。子宫是胚胎发育场所。在十三条隐性白脉中的一条聚合脉与三舍相连，通过此脉形成三舍和脑的连接。由于三舍属于五源聚合性器官，故与五脏有相应的五源联系。

第八章　五官与感能

第一节　五官

人体的五官是眼、耳、鼻、舌和触感器（皮肤、黏膜）等器官的总称。五官用视、听、嗅、尝、触来感受客观事物之刺激叫五感，亦称感觉，属感觉器官。

为五官所感觉的客观事物的形状、声音、气味、滋味和触感之物体称为元质点。

五官的视、听、嗅、尝、触等五知亦称知觉，由各五官的结构特征、五源属性（土、水、火、气、空）及三根（赫依、希拉、巴达干）功能所决定。根据蒙医古代文献记载，五官知觉主要由司命赫依和能足巴达干所支配。

五官感受到元质点的刺激后，通过白脉传导反映于脑，于是在脑里便产生视、听、嗅、尝、触等五知（亦称知觉）。对元质点在脑里所进行的综合、分析、判断活动的过程称之为思维。五官得以感觉以及思维活动，均在司命赫依和能足巴达干等协同配合作用下完成。在蒙医学古文献中有"司命赫依能使感觉器官清明，增强智力""能足巴达干使人产生满意感和知足感"等记载，说明了巴达干同脑和五官的关系。五官与身体各器官特别是与脑和脏腑有着极为密切的关系。如由脑分支的白脉亦分布于五官，使五官直接受脑支配而完成各自的功能作用；五官通过白脉与心相连，因而不断得到普行赫依的作用从心将滋养七精华供应和补充到全身。五官与五脏之间有花与根的关系，即五官为五脏之外窍。所以，要注意了解五官之构造、部位和实质以及病变赫依、希拉、巴达干之窜行道路的不同特征，同时要了解五官与身体各器官之间不可分割的整体性。

一、眼

眼为视觉器官，五源属火源。虽位于巴达干之位，但也是明视希拉的依存部位，并且是病变希拉的窜行之道。除此之外眼易被血、希拉邪入侵而罹患或合并血、希拉症。

1. 位置结构：眼居于眼眶内，其结构有白睛、黑睛、瞳仁（瞳神）、房水和其他眼内容物等，眼睑和睫毛具有护眼作用。位于眼球前的称为眼睑，眼睑分为上、下眼睑，具有保护眼球的作用。眼睑相连接处内侧为内眦，外侧为外眦。位于眼球外中心部位的称为瞳仁。围绕瞳仁周围的黑褐色环为黑睛。黑睛外围由脂质形成的部分为白睛。眼白部分富含血管滋养眼球。眼部内容物包括房水、晶状体和玻璃体。

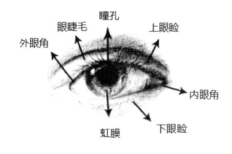

图 34　眼睛

2. 功能：眼左右各一，眼受司命赫依的支配，在明视希拉和火源效能的作用下感受和识别外界物体的颜色和形状。眼泪和骨髓糟粕能够湿润和润滑眼球外膜及眼睑，起到保护眼球的作用，眼和肝属同源，眼为肝之华，故肝病的有些症状，表现于眼部。反映在眼里的物体颜色和形状被称为眼的元质点。

二、耳

耳为听觉器官，五源属气源。虽位于巴达干之总位，但耳为正常赫依的依存部位和病变赫依的窜行之道，因此易被赫依邪入侵而罹患或合并赫依症。

1. 位置及结构：耳位于颜面之左右两侧，分为外、中和内耳三部分，由耳廓、耳道、鼓膜和听小骨等组成。耳门到鼓膜之间的管道为耳道。耳道里有鼓膜。鼓膜内有锤骨、砧骨、镫骨等。

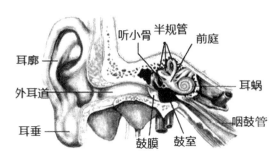

图 25　耳朵

2. 功能：外界声音经耳门到达耳道深部后，震荡鼓膜，并在司命赫依的支配和空源效能的作用下产生听觉。肌肉之糟粕耵聍经耳道被排出的同时，还能清洁耳道。耳为肾之华，肾的病变常反映于耳。耳听到的声音被称为耳的元质点。

三、鼻

鼻即嗅觉器官，五源属土源。鼻位于巴达干之总位，是上行赫依、病变巴达干的窜行之道。因五源性质、依存部位和运行之道等缘故，鼻易被巴达干邪入侵而罹患或常合并巴达干症。

1. 位置及结构：鼻不仅是嗅觉器官，也是呼吸道的起始部位，居于颜面中央。它可分为外鼻、鼻腔和鼻窦三部分。外鼻又可分为鼻根、鼻背（鼻梁）、鼻尖、鼻翼等。鼻的上部支架是鼻骨，下部为软骨。鼻腔被鼻中隔分为左右两部分。鼻窦包括上颌窦、额窦、蝶窦和筛窦等。

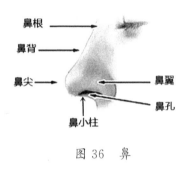

图 36　鼻

2. 功能：外界气味随呼吸进入鼻腔后，在司命赫依的支配和土源效能的作用下，产生嗅觉。肌肉之糟粕鼻涕经鼻腔被排出的同时，还能清洁鼻腔。鼻腔通过气管与肺相连，鼻为肺之华，肺的病变常反映于鼻。鼻所闻到的气味被称为鼻的元质点。

四、舌

舌即味觉器官。五源属水源。舌位于巴达干之总位，司味巴达干位于舌，且舌为病变巴达干的窜行之道，因此易被巴达干邪入侵而罹患或合并巴达干症。

1. 位置及结构：舌居于口腔底，是肌性器官，具有协助咀嚼、吞咽食物、感受味觉等功能。舌分上、下两面，上面可见很多小的乳头和舌苔，下有舌系带、舌下肉阜、舌下襞等。舌上面的"人"字形界沟将舌分成后 1/3 的舌根和前 2/3 的舌体。舌体的前端窄小叫舌尖。舌下有两条静脉为舌脉。

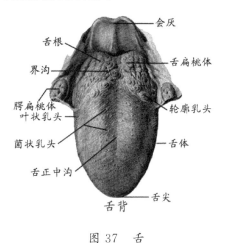

图 37　舌

2. 功能：当饮食或药物接触舌体后，在司命赫依的作用下产生味觉，并在上行赫依、司味巴达干和水源效能的作用下，感受和识别味道。唾液可湿润口腔，使舌运动自如。舌为心之华，心脏的病变常反映于舌。舌所感受的味道被称为舌的元质点。

五、触觉器官

触觉器官即覆盖于人体表面的触觉感受器官。五源属气源。是正常赫依的依存部位和病变赫依的窜行之道，且明色希拉位于皮肤。

1. 结构：皮肤的附属器官包括皮脂腺、汗腺、毛发和指（趾）甲等。

2. 功能：皮肤在司命赫依和气源效能的作用下，感受和识别冷热、绵糙、干湿等刺激。皮肤的各种感觉点被称为皮肤的触觉点。当分布于触觉器官的赫依运行之道和白脉通畅，无损伤的时候人体触觉器官敏感性就佳。

第二节　感能

感能是指感觉和思维的总称。指望、闻、嗅、尝、触等五官感觉和对事物进行分析思考的智慧，亦称为六种感能。感能以正津为营养，乘着赫依，运行于白脉，分布全身。感能同赫依一道主司人体"身、语、意"三业。在感能中思维起主导作用，完成全面支配作用。

关于感能在古代文献中未系统记载。巴·吉格木德教授的研究对感能进行了系统阐述，并被首次收录在本科教材中。下面以《诃子鬘》为重要参考文献介绍感能。

一、感能的产生及充实

感能的产生及充实人体胚胎形成的内因是含有五源本性的父母无患之精血和感能会聚于母体子宫，因此当胚胎形成时，即可形成初级感能。在胚胎发育过程中，由土源产生嗅觉，水源产生味觉和湿觉，火源产生视觉，气源产生触觉，空源产生听觉。胚胎发育至第十六周时，在赫依的作用下，胎儿产生知觉，能够感悟安宁或痛苦，发育到第二十六周后，在赫依的作用下产生思维，但人的思维活动是在出生后的实践中才得以充实的。

二、感能的滋养：正津（精华之正津）

感能之营养为正津，即从七素之末——精液代谢中所产生的精微，亦称为容颜之贵。它位于心脏，遍布全身，具有滋养和保持感能的正常功能，并使人精神焕发，延年益寿。《诃子鬘》有"所谓灵魂脉之灵魂是指位于脉窍之内的精微（正津），脉道为其运行之路"的记载，这阐明了灵魂即为正津，正津的运行之路为脉道。正津的供给和运行正常与否，可直接影响感能的正常与否。当正津供给不足，失去过多或运行不畅时，可导致感能营养缺乏。在临床上注重用脑、白脉营养药物的原理就在于此。因此改善清浊生化，补充正津营养，通畅正津运行，对保护感能有重要意义。

一般正津位居于心脏，遍布全身的过程中，具有步骤地移动的主行之道，称为正津之运行。对正津之运行步骤，古人从天文学角度，与月球转动相联系，认为阴历每月初一至三十，自足趾远端第一关节开始，逐日移动，运行于全身。由于正津来源于精液之精华，故根据白精（精液）与阴性脉有关，红精（卵巢）与阳性脉有关的观点，认为正津之运行移动，自阴历每月初一开始，男性从左脚趾开始，女性则从右脚趾开始（见正津运行表）。正津虽然逐日移动运行各关节，但每天只可波及影响三个关节，即当正津移动至某一关节时，其末尾仍处于前一关节之上，而其起始部已达下一关节，古代文献将此规律记载为"浸进、享受、隶属"。在临床上了解和掌握正津的移动运行规律，对保护正津具有重要意义。

三、感能部位、运行及作用

1. 感能部位：即指感能的集中部位。《秘诀医典》写道"脑为感能之中心"，认为"大脑与感能中心有内在联系"。而《金光注释集》指出"司命赫依位于头顶部大乐轮，它是所有赫依的根基，故可完成感能及烦恼的心理活动"，其作用为"开发智慧，使五官感觉灵敏，定神"等。根据司命赫依的部位和作用，认为大脑为感能之中心。《论述医典》中记载"意识脉集中于心"，古人认为，心与感能息息相关。

2. 感能之运行：指感能的运行之道。龙日格丹达尔所著的《诃藜勒晶珠解疑难经》中记载为"把脉、赫依、精液（包括正津）和心（包括感情）合为金刚体，其中脉像房屋，精液犹如珍宝，赫依好似乘骑，心像主子"，"白脉主要为赫依的运行之道"的记载。古人认为，感能骑乘着赫依，运行于白脉。

3. 感能的作用：以正津为营养，骑乘着赫依，运行于白脉，完成感觉和思维活动。人的思维能够对望、闻、嗅、尝、触等五官反映进行分析、回忆，并做出决定。由于感能功能的正常与否与赫依、白脉、心、脑、正津等密切相关，尤其与赫依的运行密不可分，故当赫依产生病变或脑、白脉病变时，均可影响赫依的正常运行，进而引起感能运行障碍，导致疾病发生。因此预防及诊疗感能范畴的疾病时注意从以上五个方面进行分析并找出病因。

表 5　正津运行表

日期		初一	初二	初三	初四	初五	初六	初七	初八	初九	初十	十一	十二	十三	十四	十五	十六
部位	男	左足趾第一节	左足趾第二节	左足趾第三节	左踝关节	左膝关节	左髋关节	左手指第一节	左手指第二节	左手指第三节	左腕关节	左肘关节	左肩	喉	顶	枕骨突	额
	女	右足趾第一节	右足趾第二节	右足趾第三节	右踝关节	右膝关节	右髋关节	右手指第一节	右手指第二节	右手指第三节	右腕关节	右肘关节	右肩	喉	顶	枕骨突	额
疗术禁忌范围		全身	足趾第一、三节	足趾第二节、踝	踝、髋关节	膝、髋关节	髋、手指第一节	手指第一、三节	手指第二节、腕	手指第三节、腕	肘、肩	肘、喉	肩、顶	喉、额	全身	全身

续表

日期		十七	十八	十九	二十	二十一	二十二	二十三	二十四	二十五	二十六	二十七	二十八	二十九	三十
部位	男		颈项	心	右肩	右肘	右腕	右手指第三节	右手指第二节	右手指第一节	右髋关节	右膝	右踝	右足趾第三节	右足趾第二节	右足趾第一节
	女		颈项	心	左肩	左肘	左腕	左手指第三节	左手指第二节	左手指第一节	左髋关节	左膝	左踝	左足趾第三节	左足趾第二节	左足趾第一节
疗术禁忌范围		枕骨突、心	颈项、肩	心、肘	肩、腕	肘、手指第三节	腕、手指第二节	手指第三、一节	手指第二节、髋	手指第一节、膝	髋、踝	膝、足趾第三节	踝、足趾第二节	足趾第三、一节	全身

注：1. 正津的运行日期按阴历计算。

2. 禁忌范围是指正津运行到的部位和前后三个部位。

3. 手指（足趾）第一关节是指尖（指甲）部。

蒙医病理学

第九章　病理学总论

第一节　绪论

一、基本概念

蒙医病理学是以三根与七素三秽的相克关系解释病变规律的一门学科。也就是说用克者与被克者的相克关系研究疾病的病因、病缘、分类、发生、发展、转归规律的一门基础学科。这里所说的克者与被克者的相克关系就是在生理学中讲述的三根与七素三秽的相克关系。

二、研究对象

克者与被克者的相克关系是蒙医病理学的研究对象。

根据上述内容，在蒙医生理学中以研究三根和七素之间的相互关系（协调关系）为主，而在病理学中则以研究三根和七素之间的相克关系（克者与被克者的关系）为主。三根（赫依、希拉、巴达干）之间相互平衡时，七素与三秽之间才能保持协调关系，且人体才能保持健康状态。这时的赫依、希拉、巴达干称为"三根"（或称三要素）。若三根病变引起赫依型病、希拉型病、巴达干型病，则将其称之为"三邪"（或称三毒）。三邪（病变的赫依、希拉、巴达干）与七素三秽形成相克关系。在相克关系中，主要是三邪克七素三秽为主。因此，三邪被称为克者，七素三秽为被克者。

在相克关系中也存在着因七素三秽之增多或减少而影响赫依、希拉、巴达干发生疾病的现象。例如,《甘露医法从新》中记载的结核病的病因是"由血、黄水进入脏腑之脉引起的",而对黄水病的病因则记载为"饮食精华形成血液,血的浊物形成胆汁,胆的精华形成黄水。但若酒、肉等饮食过多的话会导致黄水增多,其主要存在于皮肤、关节之中",并且在《甘露点滴》中还记载"形成血病时血盛,相搏于胸部且引诱希拉热发生"。正如血相搏引起希拉热,亦即血、黄水等被克者影响赫依、希拉、巴达干,引起疾病变化。因此,在克者与被克者的相克关系中,是以克者三邪损害被克者七素三秽为主。这是典型的规律。不过有时也有相互影响、相互损害的关系。

三、研究方法与特色

在病理学的研究中,病程的复杂性要通过疾病的"发作—过程—结果"等关键环节来掌握。并且在研究任何一种疾病时,从始至终要研究主要矛盾——克者与被克者关系为基本方法。

遵循此基本方法,全面研究三邪、七素、三秽、七素之浊物、五脏、六腑等器官的各自非健康状态及其相互损害关系,不论哪一个部位或哪一个器官的疾病,都视为整体来研究,并将机体与大自然看作一个整体来研究。

病理学内容包括病因(疾病内因)、病缘(致病外因)、病程、病变类型、六基症、寒症、热症等。病因归纳为基本病因六个(参考病因部分),病缘是指将引起疾病的外界因素归纳为气候、饮食、起居、突发因素等四个方面。在《论述医典》等医学古籍中将致病四因素记载为"饮食、起居、气候、邪魔(意外)"。病变全程分为"蓄积—发作—平复"三个阶段。病变类型指的是赫依、希拉、巴达干、血等的"偏盛—偏衰—相搏"及七素三秽过盛、衰减。将过盛、衰减、相搏三个称为疾病秉性。赫依、希拉、巴达干、血、黄水、虫等六种疾病为六基症。所有疾病的本性归纳为寒症及热症两种。五脏、六腑、五官、脉管、七素、三秽等的各自病变特征，也可认为是病变部位引起的病变特性。

研究病理学的目的是为了掌握病变规则，并利用其病变规律达到临床预防及治疗疾病的目的。掌握病理学对于识病学及各类治疗学的掌握起到基础的作用。

四、发展简史

蒙医病理学与蒙医学其他学科一样都是在临床实践的基础上形成和发展的。根据史料记载，3000多年以前蒙古族先民们就已将疾病从性质上分为寒症与热症两大类，并在临床实践中逐渐发展成为寒热理论，成为传统蒙医药临床实践的主导思想。（《蒙医学简史》）与此同时还产生了关于酸马奶等饮食滋补、脑震荡复位、正骨和内脏损伤的观察治疗等理论，指导了当时的临床实践。14世纪至17世纪末，古印度医学著作《医经八支》和数十部文献及藏医学著作《四部医典》等被翻译成蒙古文，传入蒙古地区，接受了以赫依、希拉、巴达干为主的病理学理论，并灵活地吸收运用于临床实践中。

18世纪时，伊希巴拉珠尔提出了六基症理论，使寒热理论得以进一步充实和发展，六基症理论便成为临床各学科的主导理论。就此，蒙医病理学的理论基础逐渐系统化。蒙医学从病因角度归纳为六种基本病因，从病变部位角度以脏腑为主，归纳为五官、脉络、七素等；从疾病性质角度归纳为寒热两种加以分析，这样就形成了病理理论体系，从而得到了系统化发展。

从 1958 年开始，内蒙古医学院招收首届蒙医本科生，1963 年第一批蒙医本科生毕业。从 1964 年开始对《蒙医基础理论》教材进行整理和修订，将其中的病理学内容按照当时的标准进行了系统地整理和编写，于是就有了《蒙医基础理论》下册（病理学）首次编写的油印教材。一直到 1982 年，经过几次修订编写，于 1984 年，巴·吉格木德老师编写的《蒙医基础理论研究》正式出版，为以后的蒙医病理学研究奠定了基础。

在此基础上，1986 年出版的《中国医学百科全书·蒙医学》及 2002 年出版的《蒙古学百科全书·医学卷》中由内蒙古医学院蒙医基础教研室的老师们参与编写的病理部分，其内容更加完善。

1988 年，蒙医学高等学校统编教材《蒙医基础理论》首次出版，在此基础上，2007 年宝音图主持编写的医学高等学校教材《蒙医基础理论》第二版出版。在首版中，斯琴其木格编写病理部分，并将《脉病》作为一个专题整理出来，加入教材之中。

总之，半个世纪以来，在整理古籍文献的基础上，蒙医基础理论的老师们以及其他研究人员经过刻苦研究，为蒙医学基础理论进一步系统化及当代蒙医学基础理论的发展做出了贡献。将蒙医学理论与现代科学相结合研究的学者应该是蒙古国医学科学院原副院长、蒙古国乌兰巴托新医科大学校长莫·安巴嘎博士，他查阅了大量西医学细胞生物学方面的文献并提出了"赫依·希拉·巴达干理论与细胞膜学说"这一新观点，得到了蒙古国科学院、卫生部、医学科学院等权威机构和有关专家学者的认可与支持。他于 2008 年荣获蒙古国最高科学奖。

第二节　病因

致病的根源统称为病因。致病病因有很多种，"各种疾病的发病方式有很多种，所以患病的病因不能一一展示"，但是根据疾病发展过程可将其归纳为总病因，即赫依、希拉、巴达干、血（奇素）、黄水（协日乌素）、虫（粘）六种；根本病因，即赫依、希拉、巴达干。

一、根本病因

赫依、希拉、巴达干为发病的根本病因。在前面我们提到把疾病的病因归纳为六种。其中体内三要素（是人体不可或缺的三种成分或三种能量，也叫三体素），即赫依、希拉、巴达干在正常情况下称为三根，三根不仅是人体进行生命活动的动力，而且也是人体内在矛盾的主要方面。它在从胚胎形成、生长、发育、生命活动、发病至衰老死亡全过程中起着主要的、决定性的作用。三根失去相对平衡状态，出现过盛、衰减、相搏变化时则不能进行正常生理功能，三根七素协调关系被破坏，成为相克关系，三根损害七素和三秽，导致各种病理变化。此时三根（赫依、希拉、巴达干）就变成为"三邪"，影响身体七素三秽，产生各种疾病。三根从健康机体内在矛盾的主要方面转变为病理变化中损害七素三秽的矛盾主要方面，成为发病的基本根源。所以未病变赫依、希拉、巴达干为疾病根本病因。对此《论述医典》中"以赫依、希拉、巴达干为近病因，未病变三根为根本病因，病变三根则成为疾病本质，而危害生命"。总结上述论点：赫依、希拉、巴达干三根因其体素特点，巴达干属水源，为阴性，以重寒秉性为主，当巴达干偏盛紊乱产生病变时，则引起寒性病症，会导致一切寒症的病因。希拉属火源，为阳性，以热锐秉性为主，当希拉偏盛紊乱产生病变时，则引起热性病症，会导致一切热症的病因。赫依属气源，具有阴阳双重性，当赫依偏盛紊乱产生病变时，不仅会导致赫依病，且能与热症合并使热亢进，与寒症合并使寒势加剧，因此，赫依不仅成为赫依病的病因，也可成为激化一切疾病的病因。

二、总病因

赫依、希拉、巴达干、血、黄水、虫（粘）六种称为总病因。机体固有的三根"赫依、希拉、巴达干"和七素之一"血"及属于七素范围的"黄水"均为机体不同的成分。这些因素处于正常时，机体生理活动才能正常进行，机体保持健康。若受到某种不适宜的外界因素（病缘）影响，将失去各自的相对平衡状态，从而出现"过盛、衰减、相搏"等病理变化，直接成为疾病的本质，甚至导致七素、脏腑、感官等损害而引发疾病。因三根是依赖七素而存在，所以，三根中的任何一种体素（赫依、希拉、巴达干中的任何一种）发生病变，最先侵犯七素。其中七素之一的"血"和七素范围之内的"黄水"受病变三根影响引发疾病的可能性更大。虫（粘）类通过各种途径进入人体后，引起不同的虫（粘）病。甚至粘虫通过血液流窜全身，引起多种急性粘虫病，还可与其他疾病结合，表现出发病猛、急、暴、难或久等特征。因此，虫（粘）类也是一种病因。

如此，"赫依、希拉、巴达干、血、黄水、虫（粘）"直接或间接成为疾病本质，古籍文献称之为"六基症"，是治疗疾病的基础。因此，一切病因可归纳为以上六种，称之为总病因。在《秘诀医典》中记载"机体的黄水、虫（粘）亢盛使三根紊乱，引起皮肤病"，巴木病病因是"黄水、血、巴达干"等。后来在《蓝琉璃》中记载"内在病变因素为赫依、希拉、巴达干、血、黄水、虫等的过盛、衰减、相搏，外在病变因素为特殊因素、手术、中毒等"，对总病因做了进一步解释说明。所以，蒙医很久以前就将疾病病因归纳为这六种。

在临床上，这六种病因不仅各自引起多种本因病，而且以合并和聚合的形式成为疾病本质，引起多种合并症和聚合症。因此在疾病发展过程中将这六种病因归纳统称为"六基症"。对此伊希巴拉珠尔在《甘露点滴》中记载为"归纳其治疗的疾病……主要包括赫依、希拉、巴达干、血、黄水、虫等六种基本病症"。

第三节　病缘

使赫依、希拉、巴达干、血、黄水失衡及诱发虫病的外来因素称为病缘，包括"饮食、起居、气候、其他"等四种。平素饮食、起居、气候适当是人体健康生存的必要条件，如果发生过盛、不及或反常就会导致三根、七素失衡，引起疾病发生。

不同体质的人受同样的致病因素刺激时，有的人易于发病，有的人则不发病。这是人的年龄、体质特性、体力、生活习惯、季节变化、所处的环境等各不相同，故对致病四因素的刺激反应也会有所不同，病情的轻重、缓急、易感程度也有所差异。例如：体质特性偏赫依者、老年人或体力弱的人受赫依亢盛的轻、糙、涩等刺激因素时得赫依偏盛病的可能性较大。然而，巴达干或希拉体质者、儿童或青年、体力好的人在受到轻、糙、涩因素刺激时则不易使赫依亢盛，故得赫依病的可能性较小。

一、饮食因素

在日常生活中，饮食过度、不足或误用等对人体造成不良影响的因素称为饮食因素。食物不断给赫依-希拉-巴达干和七素营养。平衡饮食的质与量才能保持机体健康，若未能平衡饮食的质与量，则使赫依、希拉、巴达干、血、黄水失去平衡或使虫引起三根相搏，导致疾病。这是因为所摄入的食物性质与三根、血、黄水等的性质相近且摄入过多时，使三根失去相对平衡状态，引起亢盛或导致疾病发作。反之，过度摄入与三根、血、黄水等性质相反的饮食时则成为抑制因素，而引发疾病。此外无规律饮食或饮食摄入过少则导致营养缺乏，或者因饮食不习惯，食入毒性食物及不适宜的食物等均损害三根、血、黄水，从而引起疾病。食用不洁食物，则可发生各种虫病等。

二、起居因素

在日常生活中，"身语意"过盛、不及或反常所致的影响因素称为起居因素。包括人们穿戴、住所、环境、体力劳动和脑力劳动五官司职（望、听、嗅、尝、触），日常生活起居（饿、渴、吐、打哈欠、打喷嚏、呼吸、睡眠、咯痰、大便、小便）等。在《论述医典》中将这些归纳为"身、语、意"三种行为。过度或持续地劳作适合于三根秉性及血、黄水性质的活动，或长期居住、工作在类似性质的环境，则促使三根及血、黄水过度增盛成为引起疾病的外缘，反之，与其相反性质的行为活动过量则将抑制其特性使之衰减而成为引发疾病的外缘。

此外，五官感应点过近、过远、过小等，长期居住不适宜居处和环境，未按气候变化更换衣服，过度控制或强迫打喷嚏、大小便、射精、排气等临时起居，亦损害三根及血、黄水导致各种病变。

三、气候因素

自然界气候反常变化对人体的影响因素称为气候因素。《医经八支》中将一年之气候分为炎热时节、寒冷时节和雨水时节等三个时节。暑季、夏季为炎热时节，寒冬为寒冷时节，夏季和秋季为下雨时节。这三个时节按各自的规律保持动态平衡，则有利于机体保持健康。反之，则成为导致疾病的因素。气候不平衡是指在炎热时节、寒冷时节、雨水时节各自发生过盛、不及、气候反常等。过盛是指在炎热时节、寒冷时节、雨水时节热、寒、湿过盛，不及是指炎热时节、寒冷时节、雨水时节等三个时节热、寒、湿不足。反常是指炎热时节变冷，寒冷时节变暖，雨水时节变干旱。

人体体质与自然气候变化有着密切关联，如气候的过盛、缺乏、反常不论哪一个都能引起三根的相搏，导致病疾。但是在气候发生过盛、不及、反常时，若采取相应措施也能预防疾病。

四、其他因素

其他因素包括传染和突发因素。粘疫虫等传染病主要是通过接触病人，呼吸粘疫污染的空气，食用粘虫污染的饮食等方式传播。其中粘为肉眼看不见的微生物，虫为肉眼能看见的寄生虫。突发因素包括惊吓、突发事故、心神疑惑等。

说明：这个突发因素是由古籍文献中的"邪魔"演变而来的新名词。20世纪50年代之前，古籍文献中将致病四缘记载为"气候、邪魔、饮食、起居"四种。这里的"邪魔"就是邪魔古怪的意思。古代人认为"邪魔"是引起疾病的因素。如"龙王邪症"指麻风病（热性黄水病的一种，蒙医把黄水病分为热性和寒性两种），大多数为具体疾病，但一般认为这些疾病都是邪魔古怪所致。从20世纪50年代开始，因邪魔之类的词语具有迷信色彩，故不再使用此名词。后经过反复修改称之为"特殊因素""突发因素""其他因素"等。

（1）"特殊因素"：1959年，《四部医典》被重新译成蒙古文时，将"邪魔"一词首次修改为"特殊因素"。若在那时将"邪魔"这个外缘去除的话，致病四因素只剩下三因素，但如果译成"邪魔"又不可，所以根据其特殊古怪的意思，将其修改为"特殊因素"。

（2）"突发因素"：20世纪70年代锡林郭勒盟蒙医研究所出版

的《蒙医药基础知识》一书中认为把"邪魔"修改为"特殊因素"不准确，就用"突发因素"这一新名词。

（3）"其他因素"：20 世纪 60 年代，在内蒙古医学院蒙医专业教科书中将"邪魔"修改为"其他因素"。编者认为突发因素中不包括各种各样的因素，因此修改为"其他因素"更为恰当。此外，还有各种看法，不管哪一种看法，都不再使用"邪魔"这一词。此外又不能去掉"邪魔"这个因素，否则致病四因素将变成三因素，因此把"邪魔"替换成了"其他因素"。

关于这个问题，大家应在学术研究领域中去理解和统一。目前这个问题还未完全得到解决，以至于习惯性地将"其他因素"看作"传染、稀奇古怪、惊吓等特殊因素"。此外，让学者们了解这一简短的历史，才会明白蒙医学基础理论的病理学中病缘的"其他因素"的真正含义。

总之，上述致病四因素在超过机体自身调节能力范围时，就会影响三根导致病变。因此，疾病的发生与致病因素是密切相关的。关于这些论点在《蓝琉璃》中指出"虽出现病因，但若没有受致病四因素影响，病因就不会直接导致疾病"。这是在强调若没有致病因素，病因则不能转变为疾病本性的一般规律。但是病因是病变的基础，致病因素是通过病因起作用。所以，同样的致病因素影响不同体质的人时，因其自我调节能力及体质特性、年龄、习惯、气候、环境、体力等因素的不同，机体对致病因素的反馈也是有所不同的，即有的人易于发病，有的人不易发病。

第四节 三根的病程

三根的病程是指三根（赫依、希拉、巴达干）的病变过程。也就是指其从发病到病愈的全部过程，包括"蓄积—发作—病愈"三个阶段。《论述医典》中把蓄积、发作、病愈从"病因、性质、时间"等三方面做了详细解释。

一、蓄积

这是病因在其病灶中逐渐增盛并隐伏聚积的阶段。分为蓄积原因、蓄积本性两方面。

1. 蓄积原因：赫依、希拉、巴达干蓄积是因为与三根秉性相同的因素大量蓄积（如赫依以轻、涩、动因素为主，希拉以热、锐、腻因素为主，巴达干以寒、重、钝因素为主），即外缘促使其增盛，同时由于在人体内也存在抵制外缘的因素抑制其亢盛，因而在自己存在部位积聚隐伏下来，形成蓄积。例如：有轻、涩、动等秉性饮食因素促使赫依亢盛，同时还有适当的重、腻、热、温性饮食行为等因素抑制赫依的轻、涩、动，所以赫依在其存在部位虽有小量亢盛，但被腻、重、温所抑制，因而隐伏蓄积，这种现象称为蓄积原因。

2. 蓄积本性：病人对蓄积病症有抑制作用的事物有着偏爱的表现。不管哪个病症有蓄积表现，病人即对可抑制病症的饮食、行为出现偏爱行为。只要享用，便可缓解。机体随时都有可能有这种表现，称为蓄积本性。这是机体自身的能力。除此之外，无其他明显的临床表现。虽然赫依、希拉、巴达干随着病变更加亢盛，但只出现量的变化而不发生质的变化，只为发展成质的变化提供基础。若此时出现刺激疾病的因素，则疾病容易发作。

二、发作

这是指病变特征明显而出现症状的阶段。三根（赫依、希拉、巴达干）中不管哪一根，出现亢盛蓄积时，而因抑制因素明显减少，进而发展成病变，出现症状，称为疾病发作。疾病发作期病程出现明显的亢盛或紊乱的现象。

病程中的蓄积和发作两个阶段是疾病发展过程中相对缓慢的两个阶段。某些急性疾病一旦蓄积就发作或不经过蓄积过程直接发作，并出现病变特征。

三、病愈（平复）

这是疾病经过蓄积和发作阶段后其症状消失，身体进入健康的阶段。病变全程中不管哪一阶段，经蒙医四施（即饮食、起居、药物、疗术）治疗或经病人自身的调节功能战胜疾病，使其恢复或治愈的过程，称为平复或病愈。

四、蓄积-发作-病愈时间

赫依、希拉、巴达干（三根）蓄积、发作、平复提供时间条件，称为蓄积、发作、平复的时间点。赫依、希拉、巴达干蓄积、发作、平复时间，一直遵循古印度历法中所运用的六个季节。将一年十二个月从下冬开始，每两个月为一季，分为下冬（暮冬）、春季、暑季、夏季、秋季、上冬（孟冬）等六个季节，也称为六时。

在古印度"Ayur-Veda 医学"文献《佛说养生经》中记载为"黎明及下午为巴达干之时，上午及黄昏为赫依之时，中午及午夜为希拉之时。春季巴达干发作，夏季赫依蓄积，秋季希拉发作。夏季赫依发作，希拉蓄积，上冬、下冬巴达干蓄积。秋季赫依平复，夏季巴达干平复"。

《医经八支》中记载为"赫依为暑季（下春）蓄积，希拉为夏季蓄积，巴达干为下冬蓄积"。《四部医典》中将其传承记载为"暑季、夏季、秋季为赫依的蓄积、发作、平复之时节；夏季、秋季、上冬为希拉蓄积、发作、平复之时节；下冬、春季、暑季为巴达干蓄积、发作、平复之时节"。这个理论在 14 世纪初随藏传佛教传入蒙古地区，译成蒙古文（旧蒙文），并在蒙古地区盛行。

根据这些理论，在蒙医学上将其分为"赫依的蓄积之时为暑季，发作之时为夏季，平复之时为秋季；希拉的蓄积之时为夏季，发作之时为秋季，平复之时为上冬；巴达干的蓄积之时为下冬，发作之时为春季，平复之时为暑季"。赫依、希拉、巴达干的蓄积、发作、平复之时的分类与生理状态基本相对应。

古籍文献中记载，疾病的蓄积、发作、平复并不是一定受到这一时间的限制。根据《医经八支》的记载，"时间的本性也是如此，虽未到时间，但也可发生蓄积"，只要致病因素达到，不管什么时刻，都有可能发生疾病的蓄积、发作、平复。所以，我们应该灵活掌握理论含义。

第五节　疾病秉性（病变类型）

疾病秉性也可称为病变类型。

疾病秉性是指赫依、希拉、巴达干、血等的偏盛、偏衰、相搏及虫相搏，黄水及七素三秽偏盛、偏衰的变化。

《蓝琉璃》中记载"引发病变的秉性超过相对平稳，有偏盛、偏衰、相互紊乱三种"。总的来说，三邪有偏盛、偏衰、相搏等三种变化，七素三秽则有偏盛、偏衰两种变化，但是七素之一血却有相搏的变化。虫病在《兰塔布》中有"致病因素导致虫相搏，侵犯七素，引发粘虫病"的记载，主要是指相搏变化。虫相搏主要是指粘或虫传染，导致三根相搏。

一、三邪的过盛、衰减、相搏

赫依、希拉、巴达干秉性或病变类型是指其各自偏盛、偏衰、相搏三种类型。

1. 偏盛：是指赫依、希拉、巴达干超过其各自相对平衡状态的变化。此时可呈现各自的偏盛症状。病症偏盛出现其各自秉性过盛的明显征兆。不论哪一个病症出现偏盛变化，大多出现其相反性质病症衰减的变化。例如：希拉偏盛，大多出现巴达干衰减症状。在古籍文献中，根据偏盛程度的不同，分为轻度、中度、重度三种，是根据病势轻重来分类的。

2. 偏衰：是指赫依、希拉、巴达干衰减至各自相对平衡状态的变化。古籍文献中又称为消耗变化。偏衰使其各自的功能下降或使病症衰弱，伴随着出现其秉性衰减的变化，还会出现其相反性质病症衰减的变化。例如：希拉偏衰的话，伴随着出现体温下降或巴达干过盛的症状。根据衰减程度的不同，分为轻度、中度、重度三种。

3. 相搏：是指赫依、希拉、巴达干过盛至相搏的变化。病症过盛到一定程度导致相搏。

其中包括单个病症亢盛导致七素三秽相搏，两种或三种病症相搏，还有三种病症过盛导致相搏。不论哪一种相搏，都将影响七素三秽，使病症与体素相搏。

《论述医典》中记载"希拉相搏燃烧其体素"，是单个病症出现过盛相搏，会影响体素而导致相搏。通常单个病症的紊乱是其亢盛变化达到一定程度，影响体素而导致相搏。对此在《论述医典》及其多部注释文献的疾病秉性部分中，将赫依、希拉、巴达干三个各自相搏的特征以秉性增多症状记载。

单个病症过盛至一定程度时，其内部可出现相搏变化。例如：《查拉格招吉德》神奇四部中记载，下清赫依与其他几种赫依的相互紊乱是赫依病症的内部相搏变化。

在单一病症过盛的基础上形成的相搏变化，大多数影响其他病症，导致两种或三种病症相搏。一种病症的秉性出现过盛时另一种病症的秉性会出现衰减现象，导致相搏。例如，巴达干的寒出现过盛时与希拉的热相搏，导致希拉热衰减。对此在《论述医典》中有"巴达干紊乱的话会衰减体热"的记载。但这种只属于巴达干紊乱。两种或三种病症亢盛，相互紊乱会导致合并症或聚合症。例如，赫依热是赫依、希拉合并症，未成熟热是希拉、赫依、巴达干聚合症，宝如病是巴达干、血、希拉、赫依聚合症，这些都是由两种或三种病症亢盛导致的紊乱。

说明：在古籍文献中，很少有关于病症紊乱变化概念的记载，因此，20 世纪 70 年代之后，对这个问题偶尔会出现不同理解和看法。例如，20 世纪 70 年代，锡林郭勒盟蒙医研究所出版的《蒙医学基础知识》中有"紊乱变化包括病症的亢盛和衰减的总体变化"的记载，而后，对这个问题的研究越来越深刻，进一步了解病症紊乱变化就是指"病症亢盛导致紊乱"。

二、七素三秽的过盛衰减

在《论述医典》中，赫依、希拉、巴达干有偏盛、偏衰及相搏三种变化；而七素三秽只有偏盛、偏衰两种变化，属于七素三秽的血具有偏盛、偏衰及相搏的变化。对此在古籍文献中有很多记载，在临床实践中血的紊乱变化也遇到过很多。《秘诀医典》的"寒症治则"中有"体素损伤导致血紊乱，刺激希拉热"的记载，《甘露点滴》中将血病记载为"胸体中血盛行导致紊乱，并且刺激希拉热"。流传至今的"清血八味片"是临床上仍用于治疗血紊乱的最佳处方。这些都充分证明血虽为七素之一，但有过盛、衰减及相搏的变化。

七素三秽的偏盛、偏衰变化大多数由三邪所致，因此称七素三秽为被克者。但有时，七素先出现变化，再逐步影响赫依、希拉、巴达干。

七素三秽的偏盛、偏衰，主要受三邪（病变赫依、希拉、巴达干）影响所致，并且与胃火过盛、衰弱有着密切关联。胃火过盛消耗体素，胃火衰弱导致津液七精华清浊不化，精华不消，导致七素过盛病变。消化希拉正常时饮食消化能正常进行，其胃火分支运行正常，则津液七精华的清浊生化也能正常进行。

若胃火过盛，其胃火分支过盛导致热症，将基础七素及津液七精华燃烧衰竭。胃火衰弱不仅清浊不化，而且使胃火分支过衰，导致精华不消。精华不消是津液七精华清浊不化发生七素三秽过盛性疾病。

第六节 克者与被克者的相克关系

机体健康或在正常生理过程中三根（赫依、希拉、巴达干）和七素（饮食精华-血液-肌肉-脂肪-骨骼-骨髓-精液）三秽（大便、小便、汗）保持着协调关系，而机体生病或在病理状态下，三根和七素则成为相克关系，称之为克者与被克者的相克关系。三根与七素三秽的正常关系是相互依赖关系。其中七素三秽是三根依赖的物质基础，三根在依赖七素的同时，促进七素的新陈代谢，在生理活动中占据主导地位。

三邪（病变三根，即指病变的赫依、希拉、巴达干）与七素三秽的关系主要是三邪危害七素三秽，导致病症，称之为体素之间相互危害的相克关系。克者三邪损害七素三秽，被克者七素三秽、被克者三邪损害中三邪占据主导地位。

关于赫依、希拉、巴达干及七素三秽的关系在《论述医典》中有"病症、体素、三秽是以相互依赖的关系形成、存在、病变为基础"的记载。这里所指的"相互依赖关系"是包括互为条件，相互影响的意思，其"病变"是指机体发生病变至死亡，所以其中也包括生病患病。因此，表明三根与七素三秽在健康状态时为相互依赖关系，反之即当患病时，甚至病变死亡时为克者与被克者的相克关系。

正常赫依、希拉、巴达干在四种病缘（饮食、起居、时节、其他）影响下，其20种秉性过多、不及、紊乱引起克者三根损害体素（七素）时正常"三根"变成"三邪"。巴达干过多导致七素和津液七精华中依赖巴达干的精华、肌肉、脂肪等被损害而出现过多变化导致巴达干病变；赫依过多可使其依赖的骨骼营养衰减引起赫依病变；希拉过多可导致胃火过盛，燃烧（损耗）七素与津液七精华，使其精华衰减导致希拉病变。如此，病症与体素危害三秽，被克者三秽影响其各自的孔道。如同血紊乱导致希拉热，损伤的七素三秽反过来会影响"三邪"。

第七节　病入六门

当机体生病时，通过侵于皮肤，扩散于肌肉，穿行于脉道，渗于骨骼，降于五脏，落入六腑等多种方式侵入机体，古籍文献称为"病入六门"。

《四部医典》中记载的"病入六门"包括两大内容：一是所有疾病发病时都通过这"六门关"由外部侵入机体内部，另一个意思是表示这六门各自的病变特点。即，皮肤病有侵入特点，肌肉疾病有扩散特点，血管疾病有穿行特点，骨骼疾病有渗入特点。所以病入六门说的不只是侵入次序，更重要的是表达了要了解病变部位的病变速度及病情发展程度。学习和掌握病入六门的知识在实际临床工作中意义重大。

第八节　疾病分类

　　根据疾病的特性分成各种门类叫疾病分类。在古籍文献中将所有疾病从不同角度分为不同的种类。《论述医典》中有"疾病的分类有病因分类、归属分类、形态分类三种"的记载，按病因分类有两种，即因疾病本性导致的内部病症及因外部因素导致的突发病症等两种。其中因疾病本性导致的内部病症有赫依、希拉、巴达干等三种，因外部因素导致的突发病症有中毒、创伤、其他等三种。按归属分类有男性、女性、幼儿、老年人所生疾病四种。全部都可患的疾病共有五种，其中按病症分类有赫依、希拉、巴达干等三种，按疾病类型可分原发病和继发病两种。原发病只表现单一病症的症状。继发病有合并症、聚合症及并发症三种。按病变部位分类有身体和心理两种。按病源分类有痼疾、创伤、热症及杂症等四种。若按种类分类有无数种。如被克者十种即为病变部位。巴达干赫依为寒，血希拉为热，所以不管分类有多少种，从本质上概括起来分为寒热两种。在过去，将疾病扩展或概括分类，以及按全体都可患的病或按性别和年龄分类都是将一种疾病从病因、病缘、发病部位、年龄、性别等多个方面进行分析进而对诊断及治疗提供方便，除易于保证三根内部相对平衡以外还要保证三根七素之间的协调关系。在历史上运用的多种疾病分类及研究疗法，一直沿用至今。现将这些内容概括如下：

　　1. 按病因分类：赫依病、希拉病、巴达干病、血病、黄水病、虫（粘）病六种。

2. 按病变部位分类：布于皮肤、散于肌肉、窜于脉道、渗于骨骼、降至五脏、落于六腑、显于五脏之花（五官）等。

3. 按疾病类型分类：单一症、合并症、聚合症、并发症等四种。单一症是指以一种病因为主要原因产生的疾病。例如：赫依病、希拉病、巴达干病、血病、黄水病、虫病（包括粘病）等。合并症是指以两种病因为主要原因产生的疾病。例如：赫依希拉合并症、赫依巴达干合并症、巴达干希拉合并症、血黄水合并症、血希拉合并症等。聚合症是指三种或三种以上的病因同时作为主要原因产生的疾病。例如：赫依-希拉-巴达干聚合症，赫依-希拉-巴达干-血-黄水（宝如病）聚合症等。并发症是指在其原先的病症上并发另一种疾病。例如：血-希拉热并发赫依，血-黄水并发赫依-希拉，巴达干-赫依并发虫病等。在蒙医学理论上，把单一症称为"原发病或本因病"，把合并症、聚合症及并发症称为"继发病或它因病"。

4. 按病人的年龄分类：婴幼儿生病时多表现出以巴达干为主的特点，青壮年生病时多表现出以血希拉为主的特点，老年人生病时多表现出以赫依为主的特点。

5. 按疾病性质分类：以血-希拉为主的合并症称为热症，以巴达干-赫依为主的合并症称为寒症，以虫或黄水为主的称为一般性疾病。

第十章　病理学各论

第一节　六基症理论

"六基症"是指赫依病、希拉病、巴达干病、奇素病（血病）、协日乌素病（黄水病）、虫病（包括粘病）。六基症理论是把所有疾病的病根用上述六基症来概括，并以其病因分析的理论，又称为六基症学说。这在蒙医学病理学中成为了与"阿育吠陀医学"和"藏医学"不相同的独具特色的学说。

六基症理论的起源与发展：公元 8 世纪宇妥在《根本医典》中，将疾病分为寒症、热症两种。虽在《查拉格照博吉德》中以"六基症"进行专题描述，但 18 世纪初伊希巴拉珠尔对六基症理论进行了进一步研究，并称之为"主要的六基症"，将其提高到理论高度。比如：伊希巴拉珠尔在《甘露点滴》中有"病症可概括为赫依、希拉、巴达干各自引发的三症等，三根两两合并的三种，三根集聚的一种，共七种病症；但主要是赫依、希拉、巴达干、奇素（血）、协日乌素、虫所致六基症"的记载。

这六种疾病每个都是单一的疾病，其中两种疾病结合相搏称合并症，例如：赫依-希拉合并症、赫依-巴达干合并症、巴达干-希拉合并症、奇素-希拉合并症、赫依-奇素合并症等。赫依、希拉、巴达干结合相搏称为聚合症。

其中聚合症稍复杂，分为未成熟热等季节性聚合症，中毒症等三根相搏性聚合症，巴达干、奇素（血）、希拉、赫依四种或加协日乌素等五种病结合引发的宝如病的本因性聚合症等。其中对以本因聚合的聚合症，即在《秘诀医典》中提到的宝如病是"以病因聚合的疾病"，并将其包括在聚合症的范围内。因为只要三邪聚合合并其他的任何疾病都称之为聚合性病症，但聚合症并不全都为宝如病，只有三邪合并奇素病才称之为宝如病。据此医学家们把聚合症分为时节性聚合症、三根相搏性聚合症、病性聚合症等三种。这有待于进一步研究。把单一症、合并症、聚合症进行对比后，合并症比单一症复杂，聚合症比合并症复杂，宝如病比聚合症复杂。

因此，了解六基症的起源及发展为探索合并症、聚合症的病变奠定了理论基础。

六基症理论在蒙医学理论中，对病变的病因解析及诊治具有非常重要的理论指导作用。

六基症的现代研究：从 20 世纪 70 年代开始现代蒙医学者们一直传承并研究伊希巴拉珠尔的学术思想。巴·吉格木德老师最早在 1977 年出版的《蒙医基础理论讲义》（油印版）的病理各论中第一次以较系统的专章论述了六基症。在此基础上，他在《关于伊希巴拉珠尔的研究》论文中详细分析了六基症理论。在 1984 年出版的《蒙医基础理论》和 1985 年出版的《蒙古族医学简史》两部著作中对六基症理论进行了深入的阐述。伊希巴拉珠尔最早在他的《甘露之泉》中将六基症称为最主要的基础病，并从理论高度进行阐述。接着他在《甘露点滴》《甘露略要》两部著作中都以各论形式介绍六基症，且系统阐述了它们的内因、外缘、症状、治疗方法等。在临床各学科中，以六基症理论分析疾病病因，并作为理论指导，使这一理论得到了进一步的深入研究。在此之前没有人像伊希巴拉珠尔一样将六基症进行过深入研究。据此伊希巴拉珠尔时期将蒙医基础理论发展成为了与阿育吠陀（Ayur-Veda）医学和藏医学相区分的独具特色的传统医学理论。阿育吠陀医学和藏医学主要以三邪为基础病来解析疾病。

1986 年由白清云教授主编的《中国医学百科全书·蒙医学》，20 世纪 80 年代由苏荣扎布教授任总编的内蒙古医学院教材《蒙医基础理论》（1987 年，第一版）、《蒙医内科学》，2002 年由苏荣扎布教授任总编的《蒙古学百科全书·医学》等著作都将六基症理论放在了理论和实践高度上，这为以后的蒙医学理论的研究奠定了基础。本书主编包纳日斯教授自 2004 年研究三根理论和六基症理论的本质，并发表三根平衡论和有关论文（如《三根调节法治疗非酒精性脂肪肝的研究》等），认为脂肪肝及其发病与蒙医学赫依、希拉、巴达干失调有密切关系。提出了非酒精性脂肪肝大多是因体内巴达干偏盛引起（特别是肥胖型脂肪肝），而酒精性脂肪肝多数为体内希拉偏盛引起的观点（酒精中毒蒙医叫"阿日很宝如"病，损伤肝脏是因为肝为血希拉之宿位），并得到了很多专家学者们的认可和好评。

本书主编从理论上认为脂肪病与蒙医学"通拉嘎未消化症"有一定关联。蒙医理论认为未消化症是很多疾病的根源，未消化症为"痼疾因素"，是由于胃消化三能的失调而胃火衰败引起消化功能减弱导致未消化症。"通拉嘎未消化症"也叫"精华未消化症"，主要是饮食精微过盛而消耗减少造成体内（特别是肝内）脂肪堆积而得病。治疗精华未消化症以调节三根（赫依、希拉、巴达干）为主要治疗原则。

在临床分类方面提出了"赫依偏盛型、希拉偏盛型、巴达干偏盛型和混合型脂肪肝"等的新论点，也得到了同行及专家们的认可。这些新观点对用蒙医理论治疗脂肪肝提供了新的理论基础和研究方法。

第二节　六基症

一、赫依病

赫依病是指赫依过盛相搏，以赫依的秉性特征为表现的病症。赫依病变及其症状常以赫依的轻、动、糙等秉性的特征为主而出现。

赫依在正常情况下诱惑和平衡希拉与巴达干的功能活动，是人体维持健康和延年益寿的引导者，收敛缓治所有的扩散和相搏等。若发生病变相搏，它从机体活动的动力发生病变，助其病势使之加重和复杂化。在《秘诀医典》中提到"病变赫依是一切疾病相搏的根源，引发疾病、收敛病尾、遍布全身、散播疾病，其本身有害且助长病势，所以应首先治赫依"。

赫依发生病变过盛相搏，合并于热症则使热势亢进，合并于寒症则使寒势加剧。在《论述医典》中提到"赫依与阳光相遇就会成为燃烧的条件，与月光相遇也会变成冷却的条件，所以赫依称为所有疾病的病因或其友"。

临床上赫依病多见于老年人、赫依型体质特性者、身体衰弱者。

（一）赫依内因

正常赫依是赫依病内因。正常赫依发生病变成为疾病本性，所以称之为赫依内因。

发生病变过盛相搏的赫依也是一切疾病相搏的内因。在《秘诀医典》中提到的"赫依是一切疾病相搏的根源"是指病变赫依，并非指正常赫依。赫依发生病变过盛相搏后成为"既可引发煽动一切疾病，又可收回一切疾病的末尾，起着散播和激化疾病的作用，致使病情变得更为复杂"，是发生病变的内因和动力。

总之，正常赫依是赫依病的内因，病变赫依是所有疾病病理改变和加重的原因。

（二）赫依外缘

赫依外缘是指与赫依病秉性的六个成分相同效能的外缘。与赫依秉性相同效能的外缘过盛是赫依发生病变的外缘。

1. 饮食：过度使用或长期使用赫依过盛性，轻、糙性，无营养食品等是使赫依偏盛相搏的内因。例如，过度或长期食用荞面、浓茶、苦菜、山羊肉或缺乏营养、长期未进食等。相反适当使用土源偏盛性，甘味，重、腻性，富含营养的饮食，会使赫依平复，过盛会成为使赫依衰减的外缘。

2. 起居：过度使用轻、动、糙等秉性的起居，会使赫依过盛相搏而发病。例如，睡眠不足，空腹时身心疲惫，过度劳累，伤心，恐惧，房事过度，五官功能紊乱等。反之使用适当的起居会让赫依平复，过盛会让赫依衰减。

3. 气候：文献中记载，雨水季节、早晨和下午是赫依发作的时段。空腹、风寒过大是赫依过盛的外缘。

4. 其他：过分恐惧和疑虑，大量失血，错用或过用泻剂等使体力消耗成为赫依过盛的外缘。

（三）赫依病变过程

赫依病变过程主要有蓄积、发作、平复等三个阶段。但有些时候也会出现突然蓄积的同时发作或直接发作的病变。

1. 赫依蓄积：指赫依在本位隐伏增生的潜伏期。是数的变化达到一定程度后要发展为质的变化的发展阶段。

赫依蓄积的内因：此时因遇到诱发赫依的因素，在促使其部分秉性成分增生的同时，又遇到部分因素抵制其增生，与之抗衡，故赫依病既不发作，也不平复，只在其局部隐伏增生。例如：当糙、轻、动性内因，合并重、温暖性外缘时赫依蓄积，而温暖性外缘只会阻止赫依发作。因雨水季节造成赫依蓄积，故在《医经八支》中记载"雨水季节时赫依蓄积"。若在赫依蓄积同时遇到使之发病的外缘，赫依就会容易发作。

赫依蓄积的实质：赫依蓄积时不会出现明显的赫依病症状，但在赫依隐伏增生时会不自觉地嗜好一些与赫依秉性相反的饮食起居。例如：喜油腻、有营养的食物或温暖的环境。出现这类症状主要是因为机体自身的防御功能所致。若适当注意和合理应用这些饮食起居，赫依就会自行平复。这是赫依病变的第一阶段。

2. 赫依发作：指赫依之病变特征明显而呈现症状的阶段。分为在蓄积基础上发病或不通过蓄积阶段直接发病两种，这两种都需要发病外缘。

赫依在蓄积基础上发病是由于赫依在蓄积过程中抑制其发病的因素减少或者消失，而引起赫依增多的外缘过盛而发病。例如，最初是轻、糙、动等秉性合并重、温、固等秉性，进而是重、温、热、固秉性的外缘减少或者消失，使轻、糙、动等赫依的秉性外缘偏盛致使赫依发作。当有足够的使赫依发作的外缘时，就不通过蓄积阶段而直接发作。

关于赫依的发作时间，在《医经八支》和《四部医典》中记载为"赫依在夏季发作，指夏季雨水后的凉空气会阻碍赫依的运行轨迹，成为赫依发作的外缘"。若只谈夏季的话，我们居住的地区夏季炎热、雨水少，不太符合印度医学著作《医经八支》中的论述，所以我们对此进行辩证研讨，认为在雨水季节符合上述观点，即在雨水季节赫依病变会出现过盛、相搏等症状。

3. 赫依平复：指赫依性病变得到控制，进入康复阶段。赫依平复的内因、外缘是指除了体内胃火、体力、朝气以外，遇到含有油腻、重、柔、热等秉性的饮食、起居、药物、疗术等外部条件时会使病变赫依平复。比如，温暖季节条件且植物营养繁衍的油润秋季是赫依平复的好季节。病变赫依平复后转为正常赫依，人体就会康复。

（四）赫依病变类型及症状

赫依病变类型及症状是指赫依病变的结果。赫依病变类型包括过盛、衰减、相搏等三种。在古代书籍中又称之为"赫依病的特征"。

1. 赫依过盛病变：即赫依之量超过其正常量的变化类型。古代书籍中将它分为轻度过盛、中度过盛、重度过盛等三种类型。赫依过盛会出现以它的秉性增多为主的症状。表现为皮肤皱裂，体瘠色黑，畏寒战栗，喜暖，腹胀，尿失禁，易失眠，情绪不稳，头晕，头昏，身体衰弱，五官感应迟钝，身体针刺感、疼痛，全身游走性疼痛，如有肿块则坚硬等症状。上述症状表明了赫依病变是由赫依的六种秉性过盛引起的。

2. 赫依衰减病变：即赫依之秉性发生比正常量衰减的变化类型。为赫依失去正常状况的一种形式。与之相反，就是赫依过盛的病变。古代书籍上将赫依衰减程度分轻度衰减、中度衰减、重度衰减等三种类型。

衰减的症状：赫依减少会出现不活泼、身心不安、疲倦、变糊涂、意识朦胧、寡言等症状的同时伴有巴达干过盛表现。这些症状都是以赫依的六种秉性减少为主出现的。

3. 赫依相搏：指赫依过盛相搏引起的病变。

赫依病一般指赫依增多相搏引起的病变。赫依相搏的症状是它的秉性成分偏盛的表现。在《论述医典》的《疾病秉性》部分及它的诸多释文中提到，赫依相搏引起的症状都是赫依过盛相搏而引起的。所以赫依相搏"包括过盛、衰减"这一说法是错误的。

赫依发生病变后：①成为赫依病，甚至损害七素三秽；②病变赫依不单单成为赫依病，也成为加速疾病病变的内因。正常赫依平衡希拉、巴达干的功能活动，协调希拉、巴达干的平衡，是人体维持健康和延年益寿的指导者。赫依病变后不但会成为单一的赫依病，甚至成为合并症、聚合症，以它的轻、动等秉性为主的生理动力会变为所有疾病发生病变的指导者，辅热则阳过盛、辅寒则阴过盛。是一切疾病相搏的根源，引发疾病，收敛病尾，遍布全身，起着播散疾病的作用。

病变赫依是个麻烦制造者，故在《秘诀医典》中记载"首先治疗赫依（病）"。不管是任何一种合并症还是聚合症只要合并相搏的赫依，都应"首先治疗赫依病"。

赫依相搏的症状：脉象空芤或间歇停顿。小便色清，有泡沫、多数不变，变也最后会稀释。舌苔红、干燥。疼痛表现主要以它的秉性过盛为主：头晕，耳鸣，呵欠，颤抖，伸腰，畏寒战栗，心神不宁，坐立不安，不愿走动，唉声叹气，有时神志模糊，游走性刺痛，全身关节剧烈疼痛，关节僵直挛缩，眼胀难忍，皮肤粗糙，汗毛直立，第一胸椎处触痛，干呕，腹胀，咳嗽、咳泡沫性痰（晨起较多），空腹和傍晚、晨间病情加重等症状。这些症状主要是由于赫依的六种秉性成分过盛引起，所以要从赫依秉性进行分析，并了解是以哪些秉性为主的。比如，颤抖、坐立不宁、心神不安、游走性疼痛是轻、动等秉性偏盛的表现，舌干、糙，皮肤粗糙等是糙秉性过盛的表现。这样分析会从本质上了解疾病，能将过盛的秉性与施治效能相结合，在治疗时起很重要的作用。

（五）赫依病的宿位及穿行之道

赫依病的宿位是在《论述医典》中记载的内容。赫依病的穿行轨迹是在《根本医典》中的疾病树部分记载的内容。这些宿位及穿行轨迹的器官和体素之间有许多相同点，但其意义不同。从命名上看一个是指赫依病靠什么部位居住，另一个是指赫依病的运动轨迹。一个是指运行运动方式，另一个是居住的相对稳定的方式。

赫依病的宿位：赫依病虽然循行全身各部，但主要侵害腰胯、骨骼、触觉部位、耳朵等，主要侵害消化道的结肠处。

赫依病的穿行之道：又称病变赫依的穿行轨迹。赫依病以它的轻、动等秉性虽在人体普遍运行，但心脏、主动脉、中央脉、结肠、骨骼、触觉部位、耳朵等才是赫依病的主要穿行轨迹。上述宿位及穿行轨迹好发赫依病，所以诊治时应注意这些部位赫依的变化。

（六）赫依病种类

赫依病分类方法主要有病因分类、病根分类、病位分类等三种。

病因分类指以三邪方面解析的分类方法。在《秘诀医典》中将赫依病按病因分为：司命赫依、上行赫依、普行赫依、调火赫依、下清赫依等单个的五种；与希拉和巴达干相结合的各五种，一共十五种。实际上，赫依病按病因分类比这十五种还多。赫依病包括单一的赫依病、与希拉结合的赫依希拉性疾病、与巴达干相结合的赫依寒性疾病等三种，这样能很详细地将赫依病种类以病因进行分类。

病根分类是指将赫依根据病变特征和症状分类的方法。在《秘诀医典》中记载"病根分类有阿瓦尔达、后仰达尔干、驼背达尔干、下颌无力、结舌（謇）、赫依抽搐、顶侧弓、半身干枯、全身干枯、僵直如木、肩僵、指抽搐症（毕沙泽）、跛脚症、大腿僵直、狼头肿症、踝刺肿、拘挛、卡里（腿抽搐和手指抽搐症的结合）、足麻、足热等20种。概括为僵、抽、枯、胀、跛、刺痛、震颤、晕厥等8种"。这样分20或8种是从赫依本因分类上概括的。我们可以从《蒙医内科学》中进一步了解，但这并不是说没有其他的赫依病。

病位分类指赫依病在哪个部位发病就会出现以哪个部位为主的病变表现。所以病位分类是指以发病部位的特征分类的方法。在《秘诀医典》中记载，总的来说是侵入皮肤，扩散于肌腠，穿行于脉道，渗于骨骼，降入五脏，落入六腑、五官外窍的赫依，同时以赫依的主要发病部位为主分为头赫依、肺赫依、心脏赫依、肝脏赫依、胃赫依、结肠赫依、肾赫依等七种。

这样分三种类型，可以将疾病进行全面的辩证分析，所以很灵活，才能更准确地去诊断疾病。

二、希拉病

希拉病是指希拉过盛相搏而出现的以希拉秉性特征为症状表现的病症。希拉属火源，属性为阳性，有锐、热性为主的秉性成分，所以希拉引起的病变一般具有锐、热性为主的特征，并且起病急骤，病变及病程迅速，易扩散，发热，疼痛剧烈，形成热性疾病。临床上多见于青年人、希拉特性者及对某些条件尚不适应者。

（一）希拉病内因

正常希拉是希拉病的内因。希拉不仅成为引起希拉性病变的内因，同时也是一切热症的诱因。如希拉因受致病外缘的影响，失去相对平衡状态时，产生过盛相搏，因属火源且有热、锐等秉性特征，会导致体温升高，出现热性希拉病变。热性疾病主要由希拉引起，损伤七素三秽。在《论述医典》中记载"希拉相搏会烧伤体能，这是由于希拉属火源，虽宿位于身体中段，但在膈中扩散，所以没有一个热症不是由它引起的"。

（二）希拉病外缘

希拉病外缘是指与希拉之秉性相同效能的外缘。总的来说，与希拉秉性成分相似的外缘过盛是希拉过盛相搏的外缘。

1. 饮食：过度使用火源性，咸、辛、酸性，锐、热、油腻秉性饮食，是希拉过盛相搏的外缘。例如：葱、蒜、酒、籽油、羊肉汤、热性食物等。与之相反，过度饮食苦、涩，寒、凉、钝秉性食物是希拉衰减的外缘。

2. 起居：使锐、热性起居增多是希拉过盛相搏的外缘。例如：突发的剧烈运动，长期劳作于强光烈日之下，暴怒，热天过度睡眠等。与之相反，使寒、凉秉性的饮食起居增多是希拉衰减的外缘。

3. 气候：自然气候的热、温秉性增多是使希拉过盛相搏的外缘。例如：炎热季节过热，雨水季节干旱，冷季过暖等。与之相反，自然气候的寒、凉秉性增多是使希拉衰减的外缘。文献中记载"炎热季节、中午、午夜是希拉发作的时节"。

4. 其他：锐、热秉性的突发事件及粘疫传染，过度使用锐、热性药物及外治疗法是希拉秉性过盛相搏的外缘。

（三）希拉病病变过程

希拉病变会经过蓄积、发作、平复三个阶段。但有些突发性的希拉病变不经过蓄积阶段直接发作。

1. 希拉蓄积：指希拉在本位潜伏增生阶段。这是希拉病变的第一阶段。

希拉蓄积内因：此时因遇到诱发希拉的因素，在促使其部分秉性成分增生的同时，又遇到部分因素抵制其增生，与之抗衡，故希拉病既不发作，也不平复，只在其局部隐伏增生。如当锐、温、腻性内因，合并凉寒性外缘时会阻止希拉发作，所以希拉只能蓄积。希拉一般在夏季蓄积，所以雨水季节是希拉的蓄积时节。

希拉蓄积的实质：因希拉在本位逐渐增多后隐增，所以病人会不自觉地嗜好一些与希拉秉性相反的饮食起居。若能适当使用这些饮食起居，就不会发作而直接平复。这是机体正常的生理本性。希拉蓄积是量的变化，而不是质的变化，故不会出现明显的症状。

2. 希拉发作：指希拉发生质的变化后出现明显症状的阶段。在希拉蓄积时，压制希拉的那些外缘减少的同时使希拉增多的外缘增多致希拉发作。致病外缘是指使希拉过盛的四种外缘。希拉一般在秋季发作，所以秋季是希拉的发作时节，但有充足外缘的情况下其他时节也会发作。希拉发作后会出现明显的症状。

3. 希拉平复：指病变希拉得到控制，进入康复阶段。有充足的体力、神志等方面的外缘条件下合并压制发作希拉的凉、锐、和、淡等性质的外缘时希拉会平复。时节上初冬较易平复，故初冬是希拉平复的时节。但是上述的凉、锐等施治增多会让希拉发生衰减病变，所以要注意平衡药物与外治疗法。

（四）希拉病变类型与症状

希拉病变类型分为过盛、衰减、相搏三种。在古籍文献中又称为希拉病特征。

1. 希拉过盛：希拉之量超过其正常量的变化类型。古籍中将其分为轻度、中度、重度过盛三类。希拉过盛会出现希拉秉性成分增多的症状。即发热，眼睛、舌头、皮肤、小便等的颜色变黄，易于腹泻、味臭，易于饥渴，发热的同时睡眠质量下降，如有肿块，则易于成熟化脓等。

2. 希拉衰减：希拉之秉性发生比正常量衰减的变化类型。是过盛的另一面。希拉衰减分为轻度、中度、重度衰减。希拉衰减会出现以希拉秉性减少为主的症状，即胃火衰弱，皮肤光泽度下降，颤抖，皮肤暗沉等。希拉过衰一般同时出现巴达干过盛的表现。

3. 希拉相搏：指希拉过盛相搏的病变。

希拉病一般指希拉过盛相搏引起，希拉相搏引起的症状是由它的秉性成分增多而表现出来的。在《论述医典》中的疾病秉性部分中记载希拉相搏引起的症状都是希拉过盛相搏引起的，并没有希拉衰减引起的症状，所以希拉相搏指"包括希拉过盛、衰减的病变"这一观点是错误的。

希拉发生病变后不仅会出现希拉内部的病变，还会损害被克者七素三秽等，与其他两个病症结合或聚合出现病变。希拉病变主要成为火源性、热性疾病。以阴阳学说来讲属于阳盛，希拉增多会损伤七素。

希拉相搏引起的症状：脉象数细或洪弦，尿赤红、气味大，舌苔黄白、口苦。疼痛性质：出现以希拉的七种秉性成分增多为主的表现，头痛、发热、口鼻干燥、局部固定性刺痛，发热的同时睡眠差，痰色赤黄并带有咸味，烦渴，腹软易泻，汗液味臭，眼红或黄，皮肤变黄，中午、午夜和消化食物时病情加重等。

希拉病虽出现上述症状，但根据发病部位及病变时期的不同，会出现不同病变和症状，不过会保持希拉性热和阳盛的共同特点。希拉病的症状是以它的七种秉性为主要表现形式，所以要相对应地注意以哪些秉性为主，如发热、口鼻干燥、小便味大等是由希拉的热秉性过盛引起。甚至与五种希拉的哪个的发生病变和发生部位相关，例如眼黄、皮肤变黄、咳黄痰都是由染色希拉性疾病和肝胆发生病变引起的。这样全方位解析才能从本性上了解疾病。

（五）希拉病的宿位及窜行之道

希拉病的宿位在《论述医典》的发病原理部分中有记载。希拉病的窜行之道在《根本医典》的树的部分记载。这些宿位及窜行之道的部位及体素之间虽有许多相同之处，但其意义不同。单从这两个的命名上看，一个是相对稳定的居所，另一个是有运动的轨迹。

希拉病的宿位：希拉病遍布于全身，但侵害的是脐带、胃、血、汗、食物精华、黄水、眼睛、皮肤，甚至是消化和未消化的间隙部位——小肠。

希拉病的窜行之道：又称病变希拉的运行轨迹。希拉病在赫依的动力下遍布全身，但主要侵害肝、胆、血、汗、眼睛等。这些宿位及运行轨迹好发希拉病，故在临床上应注意上述部位希拉的变化。

（六）希拉病种类

希拉病分类方法有病因分类、病根分类及病位分类三种。

1. 病因分类：指从三邪方面解析分类方法。在《秘诀医典》中以病因分类分为：希拉单个的五种、希拉与巴达干相结合的五种、希拉与赫依相结合的五种共十五种。如果全面分类还可以分很多种类。概括为单一希拉病、与巴达干相结合、与赫依相结合等三种。

2. 病根分类：指将希拉根据它的病变特点和症状进行的分类方法。在《秘诀医典》中将希拉病"病根分类为：病根希拉超出正常量、胃火希拉异位反变、胆溢或胆口失禁、综合希拉窜入脉道"等四种记载，病根希拉超出正常量是指希拉体素增多，属于热性疾病范畴。胃火希拉异位反变是指消化希拉扩散而引起的病变。胆溢与胆口失禁指痔与肝胆疾病导致胆汁不能在七素三秽的运行中正常排泄及因损伤导致胆汁扩散，这属于胆道疾病。我们可以提问：为什么胆道疾病属于希拉病的病根分类的一种，而不属于七素三秽？答案是：从古至今我们一直将希拉和胆汁看成相同的东西。最起码胆汁是属于希拉的，是希拉的物质来源。所以胆汁病属于希拉病。在古代印度语、藏语、蒙古语中将希拉命名为"苏斯"（胆），对此我们需要进一步研究。

综合希拉窜入脉道是指苏斯（胆）和消化希拉二者穿行于脉道的疾病，所以命名为"综合希拉窜入脉道"，这主要指黄疸病。

3. 病位分类：指根据发病部位的特征对希拉进行的分类。例如：胃希拉、小肠希拉等。在《秘诀医典》中记载"病位分类为：侵入皮肤，扩散于肌腠，穿行于脉道，渗于骨骼，降入五脏，落入六腑、五官外窍等七种"。上述降入五脏是指五个脏器，落入六腑指除胆囊以外的五腑。这又是因为胆囊疾病包含在希拉病内所致。

不管解析任何一种疾病都要从这三方面进行观察分析，因为这并非是死板地定希拉病的数目，而是将希拉病总体分类的基本方法。

三、巴达干病

巴达干病是指巴达干过盛相搏而出现的以巴达干秉性特征为表现的病症。巴达干属土源、寒性特征，以重、寒秉性为主，所以由巴达干引起的病变一般都具有重、寒等特点，以发病缓慢，持续时间长，不易治愈，疼痛较轻，寒性疾病为其特点。临床上常见于儿童、巴达干型体质特性者、对巴达干之某些条件尚不适应者。

（一）巴达干病内因

正常巴达干是巴达干病的内因。正常巴达干不仅是巴达干病的内因，同时也是一切寒性疾病的发病原因。因为受使巴达干增多的病缘影响，巴达干失去相对平衡相搏，因土源、水源及重、寒等秉性特点，会导致胃火衰弱，出现寒性巴达干病变，并且寒性疾病主要由巴达干引起，凝结七素，清浊不化。在《论述医典》中记载"巴达干相搏致胃火衰弱，因巴达干属土、水源及其本性为重、寒，虽位居上身（胸部），但病变时有下沉的特点，因此一切寒症无一不由它产生"。

（二）巴达干病外缘

巴达干病外缘是指与巴达干秉性同样的七种成分特性的外缘。总的来说，与巴达干秉性成分相似的外缘增多使巴达干盛多，含有相反效能的病缘增多是巴达干减少的外缘。

1. 饮食：过度或长期使用土源、水源性，苦、甘味，重、寒、油润等秉性的食物，生冷、不易消化食物，是巴达干增多的外缘。例如：凉饭、不易消化的生食物、肉、油腻、凉水、牛羊生奶、白糖等甜性食物；过量饮食、不分时间饮食致食不消使胃火降低，是巴达干增多的诱病外缘。与之相反，过度进辛、苦、酸性，轻、糙、锐、热秉性的饮食是巴达干衰减的外缘。

2. 起居：过度使用重、寒秉性的起居是巴达干增多相搏的诱病外缘。例如，"身语意"三业过衰，久居潮湿环境，长期不活动，过度睡眠，寒冷季节下冷水等。与之相反，过度使用热、轻、糙等秉性的起居是巴达干秉性减少的外缘。

3. 气候：因冬天寒冷时节"外冷（自然寒冷气候），内热（体热内收）"，故在本季度巴达干特性者，过度使用增多巴达干的饮食、起居，易使巴达干蓄积。如果暮冬蓄积的巴达干未平复，一般都在春季发作。故暮冬是巴达干蓄积时节，春季是巴达干发作的时节。

4. 其他：过度使用滋补疗法使巴达干的油润效能增多，过度使用凉性药物及疗法使胃火下降、巴达干的寒秉性增多。

（三）巴达干病变过程

巴达干病变一般经过蓄积、发作、平复三个阶段。巴达干病因具有重、固、钝等秉性特点，故不经过蓄积阶段直接发作的很少。巴达干病的发病、病变、起效等阶段较缓慢。

1. 巴达干蓄积：指巴达干在自己的体位隐伏增生阶段，是巴达干病变的第一阶段。

巴达干蓄积内因：古代医学家对此进行了不少的解析。其中最重要的两种观点为：

（1）即使外缘使巴达干增多，"但因凉而凝结故只会蓄积，而不发作"。例如：在《论述医典》中记载"巴达干型体质者，暮冬（冬末）巴达干易蓄积的住所居住，使用凉、寒、油润等秉性的饮食起居，虽巴达干蓄积，但因凉性使其凝固而不发作"。近几百年间，在诸多医学家著作中，都坚持着"凝结"这一观点，即将冬季巴达干蓄积的原因解释为：在寒冷环境中"凝结而不能发作"这一观点为主。这一观点虽有些片面，秉性中的油润、黏等成分的巴达干黏液因寒冷而凝结是正确的，但不能把它当作是因凝结而不出现症状而隐伏暗增。这在理论上无法解释，也未在临床中验证过。

从理论上讲，应该是巴达干黏液凝结影响或堵塞赫依之运行孔道，赫依和七素三秽的运行被影响而引起病变者多见。

从临床上讲，冬季受风受凉后巴达干寒性疾病发作出现症状的较常见。故冬季巴达干"凝结而不能发作"这一观点，未能明确解释巴达干蓄积的原理。

（2）另一观点为："外冷、内热"使巴达干蓄积。例如：在公元 2—3 世纪的古印度学者龙树的著作《医师寿命经》中记载，"冬初、冬末四月外冷、内热使巴达干蓄积"。

从那以后在《论述医典》的《季节起居》部分中记载"冬初寒冷，所以汗毛孔关闭，赫依使胃火动力旺盛……冬末更冷……所以此时巴达干在胸部蓄积，春季在温暖阳光下发作，胃火下降"。这些观点与理论和实践都符合。

理论上来讲，冬季巴达干蓄积，但受体内胃火的限制不能发作是没错的。一般来说适应环境能力是人体生理基本功能之一。例如：气候变暖时汗毛孔打开出汗，会适当排出体热；气候变冷时，汗毛孔关闭，体热保留在体内蓄积，这是一种规律。

根据印度阿育吠陀（Ayur-Veda）医学学者龙树的观点，冬季在重、油润等秉性条件下巴达干增多、胃火旺盛时，巴达干被胃火压制而蓄积，不易发作是对的。

在《论述医典》中记载"当重、油腻等秉性合并凉秉性时使巴达干蓄积"。这与上述"凝结"相似。这里所述的"寒"指与印度阿育吠陀（Ayur-Veda）医学学者龙树的观点相比，只是从时间观点上讲述，指的是冬季的寒冷。

巴达干蓄积的实质：巴达干蓄积后病人会不自觉地嗜好温暖秉性等与巴达干秉性相反的饮食、起居，这是蓄积的实质，是机体生理自我调节的本能。若此时适当使用这些饮食、起居，会使巴达干缓慢平复，而不会发作。

2. 巴达干发作：指巴达干发生本质变化后出现明显症状的阶段。在《论述医典》中记载，一方面，使蓄积的巴达干发作的病缘是"暖"秉性，使蓄积的巴达干发作的时间为"温暖的春季"。这里所述的"暖"指以时间观点叙述的，只指春季的温暖。另一方面，一般指在实践中使寒性外缘增多，使巴达干发作的多见。

3. 巴达干平复：指病变巴达干得到控制，进入康复阶段。使病人胃火动力旺盛，适当应用使巴达干减少的糙、热、轻等秉性的饮食、起居、药物、疗术后巴达干就会平复。

（四）巴达干病病变类型及症状

巴达干病变种类分为过盛、衰减、相搏三种。在古代书籍上又称为巴达干病特征。

1. 巴达干过盛：指巴达干之量发生超过正常范围的变化类型。古代书籍上将它分为轻度、中度、重度过盛三类。巴达干过盛会出现以巴达干秉性成分增多为主的症状。即表现体温下降，纳食不佳、消化不良，胃胀满，心身沉重，皮肤颜色比平常时略白，全身关节强硬或无力，鼻涕、痰液等黏性排泄物增多，呼吸不畅等症状，这些症状主要是巴达干的重、凉等七种秉性增多引起的。

2. 巴达干衰减：巴达干之量发生低于正常范围的减少变化类型。巴达干的衰减分为轻度、中度、重度衰减。巴达干衰减的症状：巴达干衰减会使巴达干所依存的精华等七素减少，出现皮肤干枯、头晕、头空虚感、心悸、关节松弛、润滑巴达干减少导致关节活动减弱等类似赫依增多的表现。巴达干衰减病变通常伴有希拉或赫依过盛的相应症状。

3. 巴达干相搏：指巴达干过盛相搏的病变。

巴达干病一般指巴达干过盛相搏引起的病症。在《论述医典》中的《疾病特征》部分记载，巴达干相搏引起的症状都是巴达干过盛相搏引起的，没有巴达干衰减引起的症状，所以巴达干相搏指"包括巴达干过盛、过衰的病变"这一观点是错误的。

巴达干相搏是巴达干与希拉、赫依二者相搏成为合并症或聚合症，或被损害者发生病变，出现全身性疾病的病变。巴达干相搏主要属于土、水源性，其性质为凉，属阴盛。由于巴达干相搏导致食物未消化，七素损害导致精华未消化。

巴达干相搏的症状：脉象沉又弱迟。尿呈白色、有味、蒸汽少。舌苔白厚。主要以巴达干秉性成分增多和巴达干功能紊乱表现为主，比如，体火衰减，头昏，心身沉重，多眠，反应迟钝，口涩、鼻涕、痰液等黏性排泄物增多，胃火衰弱，消化不良，食欲不振，呕吐或下泻食物，长肿物，四肢大关节或身体各个部位的小关节僵直、活动受限，遇到寒冷潮湿环境病情发作，早晨、傍晚疼痛发作，进食后病情发作或加重等。

巴达干病虽出现上述病变及症状，但因五种巴达干病各自的特点和发病部位的特点而出现不同的病变和症状。例如，五种巴达干的哪种出现病变，病入六门以哪个为主等。但总的来说，始终保持着凉性，属阴盛，疾病发病、病变、产生疗效等阶段较缓慢等特点。这些症状主要看以哪个巴达干秉性成分为主而出现的。例如胃火衰弱是因为巴达干凉秉性增多引起的。

（五）巴达干病宿位及窜行之道

巴达干病的宿位是指巴达干依靠什么依存的居所。窜行之道指巴达干病的运行轨迹。这些宿位和窜行之道的脏器和七素等之间虽有相似之处，但其意义不同。前者是《论述医典》中记载的内容，后者是在《根本医典》中记载的内容。宿位是相对稳定的居所，而窜行是运动的轨迹。

巴达干病宿位：虽然巴达干病遍布全身，但主要的宿位在胸脯、喉、肺脏、头、鼻子、舌头、食物精华、肉、脂肪、骨髓、精液、粪、尿，甚至在未消化部位——胃。

巴达干病的窜行之道：又称病变巴达干运行轨迹。巴达干病虽在赫依作用下遍布全身，但主要侵害肺、脾、肾、胃、膀胱、鼻、舌、食物精华、肌肉、脂肪、骨髓、精液、二便等。这些宿位及运行轨迹好发巴达干病，故在诊治以上部位疾病时应注意巴达干的病理变化。

（六）巴达干病种类

巴达干病分类方法有病因分类、病根分类及病位分类三种。

1. 病因分类：指从三邪（病变赫依、希拉、巴达干）方面解析分类方法。根据《秘诀医典》中的记载，分为：主靠巴达干、腐熟巴达干、司味巴达干、能足巴达干、能合巴达干等本因病的五种类型，巴达干病与五种希拉相结合的五种，与赫依相结合的五种共十五种。概括起来，其因巴达干病有希拉巴达干、包如巴达干、单一巴达干病共三种类型。

2. 病根分类：指将巴达干根据它的病变特征和症状进行的分类方法。在《秘诀医典》中记载将巴达干病病根分为"胸口巴达干、铁垢巴达干、火衰巴达干、咽塞巴达干、寒性游痛巴达干、消瘦巴达干等六种类型"。

3. 病位分类：指根据发病部位的特点将巴达干进行分类的叫做病位分类。巴达干病的发病部位分为：侵入皮肤，扩散于肌腠，穿行于脉道，渗于骨骼，降入五脏，落入六腑，宿位于头、眼、耳朵、鼻子、舌头等部位。

上述三种分类方法，是对巴达干能够全面地进行分析的灵活方法。在这里指的巴达干病的种类只是指巴达干型疾病的分类简化，并没有说没有其他巴达干型疾病。所有寒性病均由巴达干引起。

四、奇素（血）病

奇素（血）病指奇素过盛相搏引起的病变。奇素相搏不仅成为奇素病，也会引发所有奇素型的其他疾病。虽然奇素病可以与三邪的任何一个相结合，但通常与希拉相结合的较多，成为奇素希拉性疾病。奇素与聚合三邪相结合成为包如病。

（一）奇素（血）病内因

引发奇素（血）病和奇素型疾病的内因主要有两种，即奇素（血）型和三邪型。

1. 奇素型："奇素病主要原因为奇素（血）"，这一观点是在1984年出版的《蒙医基础理论》（巴·吉格木德编著）中提出的。但有些学者对于这一观点不理解，认为"在《论述医典》中明确记载的疾病原因是'赫依、希拉、巴达干'三根，为什么奇素（血）也成了病因呢？"针对这个疑惑，我们在此对于"奇素是奇素病的主要原因"的主要依据解释如下：奇素虽然是七素的一种，但它有与其他体素不同的特征，它既有被克者的一面，也有克者的一面。18世纪上叶伊希巴拉珠尔在他的《甘露点滴》中明确指出"奇素成为奇素病是奇素会在胸部扩散相搏，诱导希拉热……"这里的奇素虽然是希拉病变的参与者，但也表明了奇素扩散相搏引起希拉热的观点，并将奇素病的主要原因定义为奇素（血）。

奇素（血）是奇素病的主要原因，也是所有奇素型疾病的病因。关于这个理论在《甘露结晶》中记载为"痈疽的原因为食物精华未消化使恶血积盛扩散于脉，加上赫依淤积形成的"，"结核病的病因为饮食过多、过少或紊乱等因素使奇素、协日乌素（黄水）降入脏腑的脉道而形成的"。

以伤热为例，在《秘诀医典》中的《伤热》部分中记载为"伤热的本质是体素损伤后恶血相搏，致使希拉热发作"。因奇素（血）相搏引起的希拉热发作，虽说热性疾病的内因是希拉，但对于伤热这种实质性的疾病来说，它的内因以奇素为主。这里所指的"体素损伤致奇素相搏"不是因为三邪病变引起的，而是在《伤热外缘》部分提到的"运用体力过猛、举重用力过猛，超负荷，猝然跳跃，或被投石、棍棒击伤，从高处坠落，从马背上摔落，被车轧伤，被牲畜顶撞"等损伤性的病缘所致"损伤体素使奇素相搏"，甚至"使希拉热发作"。这种损伤性病缘不仅引发伤热，也会引发奇素病和其他所有奇素性疾病。

奇素（血）出现这种直接损伤即出现奇素相搏、奇素过盛、奇素衰减并不局限在这个损伤性外缘上，还有过多使用使奇素增多的饮食，过少使用使奇素增多的食物等都会直接出现奇素过盛、衰减，甚至相搏病变。比如在《秘诀医典》中的《包如病》部分记载"肝、血受震损，受刀类锐器伤，多用辛、酸味，热性饮食等使奇素增多，并在肝内积盛，奇素未转化成体素直接从肝内侵入到胃，与巴达干结合使奇素巴达干腐蚀，再入侵到小肠与希拉结合变成像烟汁一样黑色，最后侵入到大肠与赫依结合。这叫上留滞型包如"。

上留滞型包如的病变原因为，最初奇素受损或"奇素（血）过盛在肝内积盛，未转化成体素直接从肝入侵到胃内的"。这是因为"外伤后的血在体内留置"及外伤和过度饮用"热酸性食物"致奇素损伤或过盛引起的。

总之，虽在《论述医典》中记载"疾病的最根本内因是赫依、希拉、巴达干三种"，但在蒙医学理论的发展过程中发现奇素（血）也属于疾病内因，这一观点在古代医学家的经验中很早就总结出来了。在我们今天的临床实践中证明奇素（血）也属于疾病的主要内因之一。奇素（血）不仅是奇素病的内因也是所有奇素型疾病的内因。正因如此，18世纪的蒙医学家伊希巴拉珠尔在他的著作《甘露四部》中明确记载："奇素病"是"六基症"中主要的一种。

2. 赫依、希拉、巴达干型：三根病变成为三邪后损伤奇素，进而发展为奇素病或所有奇素性疾病，所以赫依、希拉、巴达干是奇素病的内因，其中希拉是奇素病内因中最重要的一个病因。

奇素（血）属于七素的一种，所以它的生化依靠消化三能（胃火）和变色希拉的作用，因此奇素的损伤、相搏和"食物精华未转换体素直接发生恶血炽盛"等病变，这也是由于三邪病变引起奇素（血）病的一方面。

（二）奇素病外缘

奇素（血）过盛、相搏一般会成为奇素希拉性疾病。春季、暑夏、秋季等温暖季节发病并多见于奇素希拉特性体质者、中青年。过多饮用陈酒、韭菜、蒙古葱等辛辣、酸咸食物是使奇素过盛或相搏的外缘。过多食用不易消化食物会成为未消化甚至是使恶血过盛的外缘。在春、夏、秋季等温暖季节，白天睡觉过多，烈日暴晒，急怒过度等起居是使奇素热增生的外缘。高处坠落摔伤或从马背摔落，被击伤等震荡伤和锐器伤等是致血溢、恶血滞留的外缘。甚至肝脾损伤后易致血溢。

奇素（血）衰减好发于体质虚弱、缺乏营养者。或大出血、缺乏营养是引起奇素衰减和奇素虚弱的外缘。

（三）奇素病的病变过程

奇素病变过程又称为奇素病的特征。奇素病特征可分为过盛、衰减、相搏三种。在《论述医典》中的疾病特征部分记载奇素病只有过盛、衰减两种病变。直到 20 世纪中叶，理论上认为奇素病的特征只有过盛和衰减两种病变是错误的。20 世纪下叶，经过对文献的整理及研究，人们认为奇素（血）病的特征不仅有过盛、衰减两个病变，也有相搏病变。比如：奇素相搏病变，在《秘诀医典》中的《伤热》部分记载"其本质是奇素相搏，引发希拉热"；在《甘露点滴》中记载"引发奇素病时奇素扩散于胸脯，相搏，且诱导希拉热"；在《秘诀方海》中记载"奇素相搏损伤发热引发奇素病"，从理论上对奇素有相搏病变进行了阐述。实践是检验真理的唯一标准。古代医者从实践中总结出的"骚血普清散"是 19 世纪蒙医学家敏如乐占巴拉写的《秘诀方海》中记载的方剂，是当今蒙医大夫们在治疗奇素（血）相搏时用到的常用药。上述这些理论和实践足以证明奇素是有相搏病变的。

奇素（血）发生病变不仅有被克者的一面，也有克者的一面。奇素是被克者这一观点没有异议，但是在奇素发生病变后成为克者这一观点上有些争议，所以需要对此进行讨论。在《论述医典》中的《身体特征》部分中记载"身体特征有两种，即被克者七素三秽和克者三邪。疾病（赫依、希拉、巴达干），七素三秽三者之间有相互依存关系。它是胚胎形成、生长发育、生存、衰老、死亡之根本，故这三者结合起来称之为身体"。这一论点不仅是关于人体的蒙医学的概念，也是阐明人体整体和胚胎形成、生长、发育、生存、衰老、死亡等的观点。这里指出赫依、希拉、巴达干为克者，七素三秽为被克者。克者和被克者存在着互相损害、互相影响的关系。在《四部医典》中载"疾病、体素、三秽三者之间有互相依靠关系，是胚胎形成、生长发育、生存、衰老、死亡的根源"，这里讲述了它们相互影响、相互损害的关系。因为这里所说的"衰老和死亡"指疾病病变。在"衰老、死亡"时的"相互依存关系"中包括互相影响、互相损害的关系。故这两种病理关系中三邪是损害七素三秽的一面，七素三秽发生病变时损害赫依、希拉、巴达干是另一面。这里明确提出以三邪损害七素三秽占有主要地位。正常奇素遍布于全身，起着滋润全身的重要作用，所以在七素中占重要地位。失去正常状态，发生病变时与其他体素相比奇素对身体的损伤更大且成为多种疾病的内因或者成为疾病本质。故奇素病属于六基症的一种。奇素成为疾病不仅损害七素三秽，也会损害赫依、希拉、巴达干三根。这些在疾病的内因部分中已举例说明过，可从震荡伤等外缘导致"体素受损后奇素相搏引发希拉热"等的阐述中得知。

1. 奇素（血）过盛：奇素发生超过其正常量的变化类型。

奇素过盛性疾病包括恶血（病血）过盛和血热过盛两个病变过程。

恶血（病血）过盛主要指受消化三能的影响"食物精华未生化而诱发恶血过盛炽盛"。

血热过盛指因奇素（血）属火源，故奇素过盛相搏，会以体素原因使血热过盛往上扩散所致。

2. 奇素（血）衰减：奇素发生比正常量衰减的变化类型。

奇素衰减症状：出现体虚无力，口唇、眼睑发白，皮肤粗糙，因需滋补奇素故喜酸味等，且出现赫依过盛症状。

3. 奇素（血）相搏：奇素相搏是奇素过盛型疾病的病变发展，是奇素过盛相搏的病变。将过盛和相搏的奇素型疾病按时间分为初期和后期两种类型。正常奇素属阳，位于希拉的宿位，是病变希拉的运行轨迹，故发生病变过盛相搏后，初期一般是属于热性，出现以颜面潮红，头痛或在烈日下疼痛明显，胸部刺痛，痰中带血，血脉旺盛，口腔内有血腥味，牙龈出血，颜面或身体出现紫癜，脉、尿中出现热性质等为主的表现。

奇素（血）是病变希拉的运行轨迹，所以血和希拉常合并引发血希拉过盛，借赫依扩散黄水热，引发丹毒。奇素病与赫依相结合引发赫依奇素相搏型疾病或奇素赫依型喘病等疾病，与巴达干相结合后出现奇素热性症状被巴达干寒所隐藏现象。

奇素（血）过盛或相搏到后期一般会成痼疾，引发鼠疮、瘿瘤病、结核、巴木病、从上留滞宝如、陶赖病等疾病。损伤奇素（血）被赫依淤积引发内痈疽、血痞等奇素型疾病。赫依奇素相搏入居于白脉引发白脉病。

奇素（血）过盛相搏虽引发全身性疾病，但常见于胸部和头、肝、脾、嘴唇、子宫、血肠等部位。

五、协日乌素（黄水）病

虽然正常协日乌素失去相对平衡出现过盛、衰减等病变，但是只有协日乌素过盛的病变才称之为协日乌素病。协日乌素本质以热、寒分的话属于中性，与巴达干赫依相结合成为寒性协日乌素病，与奇素（血）希拉相结合成为热性协日乌素病。协日乌素过盛不仅引发协日乌素病也会引发协日乌素性其他疾病。

（一）协日乌素（黄水）病内因

引发协日乌素（黄水）病和协日乌素性疾病的内因有两种，一为协日乌素，二为三邪（病变赫依、希拉、巴达干）。

协日乌素（黄水）病是协日乌素失去相对平衡所产生的病理变化，故协日乌素病的内因是协日乌素（黄水）。在《秘诀医典》中对协日乌素病的记载为"……成为协日乌素病的原理是胆汁的精华协日乌素……"，"总之，协日乌素过盛引起疾病"。此文中的热性协日乌素病（又称"龙王邪症"）部分还提出了"热性协日乌素病的内因为体内协日乌素（黄水）"，将这一论点从理论上进行了详细的解释。关于正常协日乌素的形成原理、病变部位以及平衡等内容在《秘诀医典》中指出"血浊在胆内积聚，胆汁精华转化为协日乌素。它的宿位是肌肉、骨骼、脏腑及扩散至体内外，尤其在肉、肌肤间、关节腔内。它的量是本身的四捧"。这里所指的"积聚于胆"指的是在胆囊内积聚，"胆囊精华"是指胆汁的精华，"肤肌间"是指皮肤和肌肉间隙。正常协日乌素是胆汁精华，处于相对平衡的状态，虽遍布于全身，但主要侵害肉和皮肤间隙、关节间隙。若奇素和胆汁的精浊生化受外缘的影响，协日乌素（黄水）就不能转化为纯净、清澈的协日乌素（黄水），浊物比正常量过盛，侵入他位等病变引发协日乌素病。

协日乌素（黄水）不仅是协日乌素病的内因，也是引发其他协日乌素（黄水）性疾病的主要原因。对此，《秘诀医典》中指出协日乌素是"白癜风、牛皮癣、虫疹、癣、黄水疮、水肿、浮肿、水臌、结核、丹毒、类风湿、游痛症、白喉、炭疽、浊热、伤口邪、痈疽、鼠疮"等协日乌素性病的内因。

三邪型：赫依、希拉、巴达干，尤其是消化三能和变色希拉、普行赫依病变损伤奇素和协日乌素，从而影响奇素和胆汁的精浊生化，使协日乌素不能正常变为精华，直接扩散到发病部位或其宙行之道被堵塞导致协日乌素病的发生。

（二）协日乌素病外缘

即指使协日乌素过盛的外缘。在《秘诀医典》中记载高处坠落摔伤、棍棒击伤等外伤使奇素希拉相搏，致恶血过盛影响协日乌素生化；不适合的饮食、起居等导致未消化的浊物进入肝内，未能转为体素，而变成恶血、协日乌素直接扩散到病变部位导致精华未消化；过度风吹雨淋和着凉后关节胃火分支功能下降导致关节协日乌素过盛；粘、虫侵入皮肤使皮肌间的协日乌素增多；过早给予热性疾病的施治致遗热扩散，使协日乌素增多等都是协日乌素病的外缘。

（三）协日乌素病病变过程

又称协日乌素病的特征。虽说协日乌素病的本质是协日乌素的过盛、衰减病变，但古籍文献中提到的协日乌素病就指协日乌素过盛病变。

1. 特点：虽然在“六基症”中奇素病和协日乌素病都属于被克者的病变，但是协日乌素有自己的特点。①虽说协日乌素从血液的浊物分化出来的，但它也属于“精华”的一种，与七素的浊物相同不应该属于浊物。不被包括在七素精华中故与七素又不相同，而是浊物之精华。因体素浊物之精华而与浊物相似一面也有与“精华”相似的另一面。之所以正常协日乌素有这种特征，因协日乌素病不属于浊物病变，也不是体素病变，而是具有浊物精华的病变特征的特点。②协日乌素性质不属于寒性也不属于热性，“总之寒热俱全”

（《根本医典》）。这是因为它既有奇素起源于胆汁的奇素希拉性热性特征，又保持着"水"的湿、凉特征的另一面。所以，协日乌素（黄水）的本质应该是中性，与奇素希拉相结合成为热性病，与巴达干赫依相结合成为寒性病的两面性。这是协日乌素病的基本特征。

2．分类：协日乌素病从性质和病根分类为热性协日乌素病和寒性协日乌素病两种。

（1）热性协日乌素病：与奇素、希拉合并称之为热性协日乌素病。古代书籍中又称为"龙王邪症"。在《秘诀医典》中记载热性协日乌素病的毒性为"性质为协日乌素腐蚀肉、皮肤、骨关节、脉、血、脏腑等，故引发全身损伤、疼痛难忍、难治愈的鼠疮"。古代书籍中将牛皮癣、皮鼠疮、白癜风、痛疽、黄水疮、疥等这些疾病归纳在热性协日乌素病范畴内。尤其是蒙古地区著名的"唐古特病"和西藏地区多发的麻风病二者相似，近代藏蒙医大夫们在实践当中，一直将它归纳为热性协日乌素病的范畴而进行诊断和治疗，这些都是我们在今后的研究中值得注意的课题。

热性协日乌素病的基本症状：除有瘙痒、出疹、局部肿胀、脱毛等协日乌素增多的表现外，同时尿、脉呈现热性表现，烈日暴晒时和秋季发作，皮肤上出现灼伤似得疮，褥疮长期存在等为主的奇素希拉型热性症状。

（2）寒性协日乌素病：与巴达干、赫依相结合引起的黄水病称之为寒性协日乌素病。寒性协日乌素病的基本症状除有与上述的协日乌素增多时的表现外，还有脉、尿呈现寒性表现，淋雨、受潮受冷等外缘使疾病加重，暖和或生胃火有营养食物对疾病有帮助等巴达干寒性病特征为主的临床表现。

以病入口和宿位，古代人把协日乌素病分为：侵入于皮肤、扩散于肌腠、穿行于脉道、渗于骨骼、降入五脏、落入六腑等。但在临床上好发且扩散于肌肤而出现肿胀，协日乌素积聚于胸脯，协日乌素积聚于心包，尤其在它的本位——关节腔内积聚、扩散于皮肤等为特点。

协日乌素病是一种基础病（六基症之一），以协日乌素过盛为内因，引发多种协日乌素性疾病。

在《秘诀医典》中记载"概括为：协日乌素过盛会引发白癜风、牛皮癣、虫疹、癣、黄水疮、痒疹、瘙痒症等疾病；水肿、水臌、浮肿等均由协日乌素引发；结核、丹毒、类风湿、游痛症、白喉、炭疽、浊热等由协日乌素引发；头和关节、胸部等部位的外伤病均都由协日乌素引发；痈疽、鼠疮均由协日乌素引发，故警惕协日乌素病"。"协日乌素衰减导致皮肉羸瘦、体力衰弱，故施用肉、酒来滋养"。

正因如此，伊希巴拉珠尔在他的著作中将协日乌素病包括在"六基症"中且作为主要的一种来记载。近年来，蒙医将协日乌素病从理论层面提高到重要位置并关注研究。

六、虫病

六基症之一的虫病包括粘病和寄生虫病两种。

（一）粘病

粘是指通常用肉眼看不见的微生物（如病毒、细菌……）。由粘引起的疾病称为粘病，又称粘虫病。粘病多为传染性疾病。如：肝粘疫、肺粘疫等

1. 粘病内因：粘病的内因是粘。

这种粘也叫"微虫"。关于"粘"在《兰塔布》中记载"粘病

的病因有微生物、气翼……进入人体的汗毛孔和鼻孔，并与人体内的红色球状血虫发生相搏，损耗体素导致粘病"。

2. 粘病外缘：粘病主要发生于粘感染。《兰塔布》中"吸入或疫情传播"，"于汗毛孔或鼻孔进入"等记载了它的传播途径。粘病的粘经饮食、呼吸道、接触感染传播。因此，预防粘性传染病的感染是控制其传播的重要一环。烈日下爆晒、用力过猛、饮食精华未消化变成恶血过盛可诱发血热，也因此成为促使粘热病的外缘。

3. 粘病病变：一般肉眼看不见的致病微生物侵入人体，与"红色、圆形、血虫"发生相搏，损耗体素，同时诱发血热病而引起急性病变。

《兰塔布》中记载"粘病有好多种，无治疗机会的急性病，如雷贯耳，有消亡世界人口四分之一的危险。因猛、急性使体素（三根与七素）相搏即使热也似乎冷，即使冷也似乎热，脉诊和尿诊里出现各种各样复杂症状"。《甘露结晶》里还记载"粘病有七种，并且都如闪电般且有毒……"

粘病具有发病急，变化快，病势重等特征。根据其发病部位的不同，可出现不同的病变和症状，且因引发血希拉性热会出现发热等症状，但亦因发病部位不同而出现的病理变化及症状也有所不同。

发病于头部者可诱发脑刺痛，主要为脑部，如颞、后脑勺疼痛，引发急性脑病病变。

发病于喉部可诱发白喉病，主要表现为喉咙、腮腺、腭（瘤），引起咽塞症病变。

发病于胸部可诱发肺刺痛，热盛相搏主要出现胸部刺痛，咳喘出现红黄痰等多变化性胸部急性病变。

发病于胃引发粘胃痧症，主要表现为胃如刀割似撕裂绞痛，并可引起霍乱等病变和症状体征。

发病于小肠引起肠刺痛疫，肝热下沉引起协日乌素和希拉热，主要表现为小肠剧烈刺痛，并出现橙黄色或浊汁样腹泻等症状。

发病于皮肤系协日乌素热因赫依扩散引起丹毒，主要出现哆嗦、麻木，火烧样红色疱疹快速遍布全身。

发病于关节和腺体引起腺粘疫，由于气血相搏引起腋窝、腹股沟、颈椎、眼角等部位的腺急性肿胀，出现发热、疼痛等病症。

发病于肢体和肌肉引发粘肌痉挛症（小腿肌为主），主要出现呕吐、腹泻伴肢体肌肉痉挛，头痛寒战，神志恍惚说胡话等症状。

发病于肌肉引起炭疽。炭疽按照性质可分为土炭疽、火炭疽、水炭疽、赫依炭疽四种。土炭疽表现为瘤硬而不转移，结节尖会变黑。有些地方又称为"土结节"。火炭疽像火烧一样疼痛，而且色泽很红，热传播速度快。水炭疽肿块柔软，出水疱并流脓。赫依炭疽疱疹泛白，并且不牢固会忽大忽小。

发病于肌肉、骨骼、血脉则会引起粘痈疽。痈疽是指赫依使恶血协日乌素凝聚，与粘虫相结合侵入体内通过血行扩散于肌肉、骨骼、血脉致病，所以是血、协日乌素、赫依、粘聚合的聚合症。其基本特征为出现结果实样或瘤样肿瘤，引起化脓溃烂并流脓。骨痈疽表现为骨失去原来的色泽，骨被腐蚀。在藏医学里称此病为"巴来"，意思是果实，表达如果实般肿胀的意思。

若发生于骨髓，则引起粘角弓反张症。由于白脉脊髓病变而出现发热等类似疫病的一般症状，并主要表现为角弓反张不止症状。该病为危症，故在《兰塔布》中记载"六七天内均出现角弓反张不止症状则多危及生命"。

粘若侵入胆囊，则会引起疫热入胆脉症。它的本质是粘热侵入胆囊的病症。本病的基本病变是由粘引起的希拉热侵入肝胆，胆汁扩散于所有血管，上行到头脑夺取巴达干区；下行至肾脊，夺取水区；到心肺夺取赫依之区；扩散于肌肉与皮肤，则使肌肉与皮肤失去色泽。若未及时治疗，则会夺取希拉之区，并借助赫依扩散于中央脉，则难治愈。本病的基本特点是发热的同时，眼部、舌、指甲、嘴唇、皮色等发黄，尿呈深黄色并浑浊，严重时尿如黑油，口苦，肝胆区疼痛，按压有压痛。

粘若侵入脏腑则会引起内疽病，导致命脉、肝脏、肾脏和肠道等脏器的病变。

粘若侵入耳脉和腮腺则会引起腮腺肿胀、发热刺痛，耳根肿大、耳脉刺痛等表现。常见于儿童，即腮腺炎。

进一步会引起鼠疮、头部虫病、黑白亚玛等粘病，并均引起发热等症状。"总之，粘会引起多种疾病，危害生命并传染医者，因此要做好预防"，对此《兰塔布》中重点强调过，后来《秘诀方海》中也详细阐述过。

（二）寄生虫病

据蒙医古籍文献记载，肉眼可见的虫常常被称为浩日害（虫），因此引起的疾病被称为"浩如害额布钦"（虫病）。这种虫和虫病主要指寄生虫和寄生虫病。因此，这里称为"寄生虫病"。这种有区别的命名，是对包括粘虫和寄生虫在内的六种基本疾病的"虫"这一概念的区别应用的术语。

寄生虫病的病因是致病的寄生虫。主要以不卫生的饮食传染，或食用过多的甜食对虫病的产生创造有利条件导致的。《秘诀医典》中记载"将虫病分为外虫病和内虫病两种。外虫病指虱病等，内虫病包括巴达干、赫依、希拉、血虫四种"。在辨别虫种类时"巴达干虫形似一团钉子侵入胃，赫依虫形似针刺样可侵入大肠，希拉虫形似鹿绒或针尖样，侵入牙、眼、皮肤、肛门、阴部等"。《医经八支》中提出"从广义辨别的话巴达干虫病表现为有的弯曲环绕，有的如蛆沸腾，有的细长或短小，有的呈白色，有的呈红色……"

这些都是致病性寄生虫。如今在临床上，虽然还没有分清蛔虫、绦虫、囊虫、蛲虫具体属于赫依虫、希拉虫、巴达干虫或血虫哪一类，但这必然属于《四部医典》和《医经八支》等古籍文献中的虫病。寄生虫多半会导致胃、小肠、大肠、肛门等消化道虫病和虫痞。

第十一章 寒热理论与寒症热症

第一节 寒热理论

"寒热理论"是蒙医学病理及临床各科治疗之总纲性理论。

蒙医学运用"寒热理论"把所有疾病的性质归纳为寒症与热症两大类，并将施治方法也分为寒性施治法与热性施治法两大类。将疾病性质分为寒、热两大类是在临床治疗中把"四施"（饮食、起居、药物、疗术）分为寒热两大类的主要依据。

在古籍医学文献巨著《四部医典》中指出"巴达干、赫依为寒，属水；血（奇素）、希拉为热，属火；浩如害（虫）、协日乌素（黄水）为寒热两性俱全"，"虽将疾病分为四百零四种，但没有不属于寒症与热症的疾病"，所以把所有疾病本性归纳为寒、热两大类。

从阴阳角度看，寒属阴，热属阳，所以寒热理论属于阴阳学说。但在蒙医学的临床病理及治疗中"寒热理论"的使用比阴阳学说更为广泛。

根据历史研究，蒙医学理论在其发展过程中，在两千年前的传统蒙医临床实践中，把疾病性质分为寒热两大类，并将"寒症用热性施治，热症用寒性施治"作为治则，这一时期为蒙医药理论的萌发阶段，后来经过实践发展为重要理论导向。

从 14 世纪开始，采用古印度阿育吠陀（Ayur-Veda）医学至 16 世纪末《四部医典》在蒙古地区盛行，蒙医学理论形成了从古至今未有的理论体系。在《四部医典》中虽将热症分为 16 章，并详细表述，但寒症却未被提及。18 世纪中叶，著名的蒙医学家伊希巴拉珠尔（1704—1788）将《四部医典》中的理论与蒙古地区寒冷天气的实际情况及传统蒙医学的寒热理论相结合，在其自己的著作中将"寒症"作为专题详细阐述，并将寒热理论进一步系统化。他在其《甘露点滴》中把寒症放在最重要的地位，并在"十大要症"中排在第一位。将其排在十大要症第一位是因为伊希巴拉珠尔视寒症为重中之重，并且认为寒热理论是临床各个科室的指导性理论。甚至在《甘露医法从新》《甘露点滴》《甘露略要》三部著作中以"寒症""寒热相克""寒热再转变"等专题做了论述，在理论方面更加系统化，在实践方面更加丰富。

伊希巴拉珠尔有系统化的寒热理论。从 20 世纪 70 年代开始，众多蒙医学家们通过关注研究古籍文献，认识和深入研究了伊希巴拉珠尔的医学文献，其中白清云主编的《中国医学百科全书·蒙医学》，巴·吉格木德编写的《蒙医基础理论》（1984 年）和《蒙医学简史》（1985 年）等多部著作中将其从历史角度做了客观评价："2000 年前的传统蒙医学中形成的'寒热理论'就已成为指导实践的总纲性理论。伊希巴拉珠尔将寒热理论系统化、丰富化，不仅与传统蒙医学的寒热理论相关联，而且还关注了在蒙古地区常出现的寒症是最主要原因"，并从理论方面总结出"寒热理论是蒙医学病理及临床中的指导性理论"。其中值得一提的是国医大师策·苏荣扎布老师在《蒙医临床》和《蒙医内科学》等专著和教材中就已详细论述。

因伊希巴拉珠尔在寒热理论中将寒症看得如此重要，并且将其系统化，所以蒙医学病理部分的寒热理论与古印度医学和藏医学的寒热理论的不同特点才得以保留至今。

第二节 寒症

寒症是指疾病的性质。巴达干的寒性过盛，而希拉热能衰减的病症称为寒性病症或寒症。巴达干过盛性疾病、巴达干赫依合并症、寒性协日乌素病、巴达干过盛性血病、巴达干过盛性虫病等为阳衰阴旺、火源弱水源强、巴达干寒过盛而希拉热衰减的所有疾病均包括在寒症范围内。

巴达干单一过盛紊乱成为单一的寒性病症，但不是所有的寒症都必须是单一寒性。如有血与希拉热的参与寒势虽占优势但仍属于寒性病症范围。

一、寒症本质

巴达干过盛相搏而导致胃火衰减是寒症的本性。巴达干过盛导致胃火衰减甚至危害七素三秒，致使消化不良，精华不消，机体清浊不化，导致病变。其主要特征是体温下降，巴达干黏液增多，增多的黏液堵住其赫依运行轨迹，出现消化不良，浑身沉重，肾腰不适，浮肿，腹胀，面色无朝气，舌苔灰白而厚，脉象及小便呈寒凉性表现。寒症是因巴达干虽位于身体的上部，但因其土源、水源、重秉性等特性，多数会在生病时落入下半身；而且会因寒秉性胃火衰减；因重、固、钝秉性，其病程发展缓慢及恢复也慢等特点。

二、寒症病因

未变巴达干（正常巴达干）是寒症的内因。巴达干过盛则压抑胃火导致寒症。关于这一论点在《论述医典》中记载道"巴达干相搏则压抑体热。巴达干虽宿位于胸部以上但因其有水源、土源的重寒秉性，会落入臀部（下身），所以寒症无不以此产生"。因此，巴达干不仅是巴达干病的内因，也是一切寒性疾病的基本原因。

在这要详细解释关于寒症病因的两大问题：

1. 著名蒙医学家伊希巴拉朱珠尔所著《甘露医法从新》的《寒症》部分中，把寒症记载为"因果分之，因为消化不良，果为痼疾"。其中还记载寒症的病因为"未消化症（消化不良）"，而未消化症引发寒性"痼疾"。看到这里人们可能会有疑虑，寒症的病因到底是巴达干，还是消化不良？其实不需要疑虑。因消化不良症的"病因为巴达干"，所以寒症的基本病因为巴达干是没有争议的。

2. 在《根本医典》中的病症树的部分还有记载"赫依与巴达干性为寒，且如水"，这是指巴达干赫依合并症。若不将此段全面深究，会有很多人误解其内容。主要有以下三种误解：①赫依与巴达干为寒，所以认为寒症病因是巴达干赫依；②认为寒症本性为巴达干赫依；③"赫依与巴达干为寒"，误认为赫依为寒性或与巴达干同为寒性，并怀疑或否认"赫依有寒热两面性"的正确观点。

关于这个问题巴·吉格木德教授在他的论文《蒙医基础理论中存在的若干问题的商榷》（内蒙古民族大学学报，蒙医药学版，2010 年第 2 期）中以"赫依及巴达干为寒的问题详解论述并正确解答"为专题阐述说明。概括为："这里表述的是巴达干赫依合并症，并且其中巴达干过盛导致巴达干黏液堵住调火赫依等多个赫依的运行轨迹，使胃火衰减，引起各种消化不良症；消化不良症陈旧的话会引起各种痼疾，导致巴达干赫依合并的寒性病之病理改变的一般规律。这个规律在多个文献中的消化不良症部分里有非常详细的表述。这些疾病的病因均为巴达干，因为巴达干黏液堵住赫依的运行轨迹，所以其病因为巴达干，而不是赫依。"根据这些我们可以论证为：①寒症的病因不是巴达干赫依，而是巴达干。②寒症的本性不是巴达干赫依，而是巴达干过盛相搏，导致胃火衰减为本性。③赫依不是寒性，而是属寒热两面性。

概括：寒症的基本病因只有巴达干。寒症能使胃火衰减，所以引起消化不良症及清浊不化，甚至发展为以消化不良为原因的多种疾病。

三、寒症外缘

主要因长期过多食用重凉性食物，长期感受寒凉，过度使用寒性药物或疗法等因素，使希拉热势被压抑而巴达干寒过盛所致。

四、寒症种类

寒症的种类很多。火衰巴达干、巴达干过盛或巴达干赫依合并症等均归为寒症。

按病种分类，在文献中记载"总体上来分类，因克者导致的寒症、消化不良症、火衰巴达干、铁屑巴达干、胸口巴达干、咽喉巴达干、白痹巴达干、消瘦巴达干、痞块、浮肿、水肿水臌、痼疾等十二种"，将寒症按病种分类的基本都包括在内。概括的话，有消化不良和痼疾之果两种。

按发病部位分类，在伊希巴拉珠尔的《甘露医法从新》中记载，寒症主要位于肌肉、皮肤、阴部、肺脏、心脏、肾脏、腰部、脉、骨骼、筋腱，还应包括脾脏、胃等。

按病势强弱分类，有轻度、中度、重度三种。在伊希巴拉珠尔的《甘露医法从新》中将寒症记载为"单一赫依过盛为病者病势弱，以巴达干发病者病势中等，以巴达干赫依合并为病者病势强"。此分类是为了分析寒症的病情及其施治的重要依据。

第三节 热症

热症是指疾病性质而言。希拉过盛使胃火高于正常水平，导致燃烧被克者（七素三秽）诱发血希拉偏热性病。热症属于阳盛，火源。其基本特点为希拉具有锐、热等七种秉性，且会出现血热过盛的病变。

单一希拉过盛或血、希拉合并症为单一热性病症。但热症不只是单一热性病症，虽然有巴达干赫依兼杂使寒热相结合，但热势占优势者仍属于热性病症的范围。

一、热症本质

《秘诀医典》中记载"热症的本性是指希拉热胃火偏盛至异常，名为热症的原因为热势燃烧被克者，虽未将人体的七素三秽燃烧至灰烬，但热势损坏七素，燃烧七素精华，所以将其表述为燃烧"。

血希拉性热症是指胃火偏盛使机体的循环体素急骤，燃烧七素导致的精华病变。

其主要症状为发热，头痛，舌干口渴，汗多且臭味大。消化系统的热症症状是出现血希拉腹泻或呕吐。刺痛症的症状为一处刺痛并痛处不移。在午夜、中午及食物消化时易于发作，面色赤红，痰黄，舌苔呈黄色，脉象数洪弦，小便呈红黄色、臭味大、蒸汽大，口中会有酸苦味道等，为血希拉热及希拉的七个秉性过盛的表现。

二、热症内因

引起热症的基本内因是希拉（希拉有热和锐的特性）。因为希拉过盛使希拉的热、锐秉性高于其正常水平，导致热性病症，所以热症的基本病因为希拉。奇素（血）过盛也可引起希拉热，所以奇素（血）也属于热性病症的病因之一。

三、热症外缘

引起热病的致病因素包括饮食、起居、气候、传染。将热症按病源分为疫热、搏热、伤热、毒热等四种，所以热症的致病因素在总体上也符合这四种。

1. 疫热：疫热大多数传染流行于春季或气候偏热时节。

2. 搏热：搏热大多数由饮食起居导致。即过度食用酸咸味的食物或肉食、酒类等热锐性饮食，强烈阳光下暴晒等行为是引起血希拉相搏，成为导致搏热的主要因素。

3. 伤热：伤热主要是由损伤创伤等外缘导致。静坐时突然用力或从马背上摔下，被石头砸伤等创伤引起的体素损伤，导致血热相搏，引起希拉热，所以外部损伤是伤热的主要致病因素。

4. 毒热：毒热主要由中毒物引起。

粘热主要来源为传染。所以在《秘诀医典》中记载"……无由气候和怪异俩因素引起的疫热，无由饮食起居俩引起的搏热，无由起居行为引起的伤热，尤其重要的是饮食为毒热的因素"。

四、热症的种类

《秘诀医典》中将热症按归属、时间、病症、发病部位、病因、病根、病源、病程、病位等分类且伊希巴拉珠尔在《甘露点滴》中概括为"热症总体上为：未成熟热、炽盛热、虚热、隐伏热、迁延热、浊热、伤热、搏热、肠刺痛、瘟疫、天花、白喉、炭疫、感冒等十四种"。目前在临床实践中主要有按病源和病程分类两种。其中按病源分类为主要基本病变。

1.病源分类及其本性：伤热、搏热、疫热、毒热四种。热症虽有很多种，但其基本病源为这四种，所以这是很关键。

（1）伤热：主要由损伤、创伤等起居因素导致。体素损伤导致热势扩散，所以称为伤热。因体素损伤，血相搏引起希拉热，所以伤热的本性为血希拉。伤热是因有体素损伤，所以其种类主要按发病部位分类。即，心脏、主脉、肺脏、肝脏、隔、脾脏、肾脏、胃、大肠、小肠、胆囊、膀胱、精府、肌肉、骨关节、白脉、动脉、筋腱等伤热。

（2）搏热：病症相搏，使体素被热势损伤，所以称为搏热。病症相搏引起血热，导致体素被热势燃烧为搏热本性。其中有希拉相搏，热势在血中盛行的盛型搏热；赫依血相搏产生的热势被赫依弄乱的虚搏热；血希拉热被巴达干压抑的缓搏热三种。这三种搏热的不论哪一种，都有血相搏的参与，称之为疾病本性的基本特点。不仅有热症的症状，还有血紊乱的变化为此疾病症状的特点。

（3）疫热：主要由粘传染引起。通过接触或"味道触及"等传染致病，称之为疫病。因感染疫病而引起希拉热过盛，胃火过盛，导致发热是本病的本性。疫病基本上都有粘的参与。

疫热虽有主要以温嘎勒疫（温戈疫）、天花、肠刺痛、白喉、炭疫、新冠肺炎、流行性感冒等多种分类，但在温戈疫中包括赫依疫、希拉疫、巴达干疫、粘疫等。这些疫病不论哪一个，在通常情况下其病程有起初的未成熟阶段、中期的炽盛阶段及后期的虚热等三个阶段。

（4）毒热：毒热主要由配制毒、草乌、铃铛子等的本质毒，狂犬、蛇等动物的毒引起。本病的本性是三根相搏的聚合症。因此在治疗毒热时虽有很多种方法，但在总体上要注意解毒及调理三根这两个原则。

2. 病程分类：主要是按在热症的病程中出现或在热病发展过程中因药物、疗术、护理等失误而引起的变化来分类的。主要有：

（1）未成熟热：热症起初阶段出现的有聚合性质的热症。

（2）炽盛热：热症第二阶段出现的以单一希拉热为主的热症。

（3）虚热：热症发展过程中因治疗失误引起赫依过盛，导致的热症。

（4）隐伏热：在热症治疗过程中寒凉施治过早导致的热隐伏于心、胃、肾等巴达干赫依易于发病脏腑的热症。

（5）迁延热：在热症治疗过程中施治缺乏或过早导致热势未清除完毕而浸润陈旧与体素，导致的热症。

（6）浊热：在热症发展过程中因施治错误引起黄水过盛，赫依、血、黄水相聚合导致的热症。

在这六种热症中不论哪一种，都不是依靠自己成疾的，而是与在热症发展过程中有可能出现的病理及病程变化有关。

第四节　寒热相克与寒热反变

疾病变化不是单一热性或单一寒性，又不是单一的偏热性或是单一的偏寒性。在其发展过程中还会出现寒热相克，寒热反变等更为复杂的病变。

1. 寒热相克：寒势与热势相等时，会出现如同敌人般相互斗争的病变，称之为寒热相克。伊希巴拉珠尔将其在《甘露之泉》《甘露点滴》中记载道"如同敌人般相互斗争——寒热相克"。

在疾病本性的变化中将常见的寒热相交的变化全部视为寒热相交是不对的。其中热势过盛的包括在热症范围内，寒势偏盛的包括在寒症范围内。

只有当单一巴达干或巴达干赫依过盛的寒与单一希拉或奇素（血）希拉过盛的热，两者寒势热势相互平等时才会出现相互斗争的寒热相克情况。

例如：包如病是赫依、希拉、巴达干、血四个相聚合形成的，具有寒热相交性。但在其发展过程中的三个阶段（热症期-寒热相克期-寒症期）中，第一阶段因血和希拉热偏盛，故称之为热症期；第三阶段因血与希拉热偏衰，巴达干赫依偏盛，偏寒性，故称之为寒症期。第一阶段与第三阶段两个时期虽未寒热相交，但因一个偏热，一个偏寒，所以都不能包括在寒热相克中。倒是第二阶段因血希拉热与巴达干赫依相互平等，寒热相克，将其称为寒热相克期。因此，在《秘诀医典》（包如病部分）中记载道"奇素（血）希拉热与巴达干赫依寒相互平等时会导致寒热相克"。

寒热相克不只是出现在一种疾病发展过程中或在某一发病部位（某一脏腑），而是还可以出现于一个脏器的热与另一个脏器的寒相克，使两个部位的寒热相克。关于这个，在伊希巴拉珠尔的《甘露点滴》的《如同敌人般相互斗争——寒热相克》章节中记载为"上半身热下半身寒，肺有热病时大肠可有寒症，肝脏血盛时胃部可有巴达干寒盛，如此为寒热相克"。

如此两个部位寒热相克不只会出现在以上提到的这几个脏器，还有更多。但细想，以上提到的这几例表达了一个比较典型的规律。即热具有轻秉性且有向上盛行的特点，所以"血-希拉热"向上行至头顶；巴达干寒具有重秉性且有向下坠落的特点，所以容易下行至赫依的部位，与赫依相交、相博。因此，上半身的热症与下半身的寒症，因病变部位相互平等，易导致寒热相克。作为血希拉部位的肝脏，作为巴达干与消化不良部位的胃，其肝脏的血热与胃部的巴达干寒，因病变部位相互平等，很容易寒热相克。

2. 寒热反变：在寒症发展过程中，会出现寒症转变为热症，同样在热症发展过程中会转变为寒症的变化，称之为寒热相互反变。

还会在热症将近痊愈时又变为热，寒症将近痊愈时又变为寒的复杂病变出现，称之为再反变。寒热再反变主要出现在疾病后期，此论点在伊希巴拉珠尔《甘露点滴》中称为"同野牦牛似的返回——疾病后期寒热再反变"。

寒转变为热主要是由药物及用疗术治疗错误或饮食起居护理失误导致。例如：治疗寒症时施治的热势超过了病势或者在疾病痊愈之时给予大量热性施治，因而治疗错误导致了寒症转为热症。所以寒热转变有其复杂性。关于这些理论若想再仔细研究，可学习《秘诀医典》中的"寒热间期"（山和草地之界限）部分，虽只论述了热症的病变，但也可通过假设知道寒症的变化。

　　寒热互变可以有很多种，且稍微复杂。在伊希巴拉珠尔的《甘露点滴》中记载道"寒热转变有很多种。热症后期变为寒，热症后期再变为热，寒症后期将近痊愈时转变为热，寒症后期再变为寒"，都可包括在这四种病变中。

第五节　寒热之友——"赫依邪"

　　寒症、热症、寒热相克，寒热反变中的无论哪一种，只要有病变赫依的参与，都会助长其病势，使之加重，故赫依是一切疾病的前导，也是一切疾病的末尾，遍布周身，散播疾病等将病情弄得更为严重且使病程更为复杂化。

　　在《论述医典》中记载"病变赫依依赖寒热，与阳（热）相结合为燃烧之友，与阴（寒）相结合为霜冻之友，在胸口、臀部及遍布周身，可使寒热相交紊乱。所以，赫依为所有疾病之根源"。对这一论点在《秘诀医典》中还记载为"病变赫依是所有疾病紊乱的源头，既是疾病的前导，又是疾病的末尾，遍布周身，散播疾病，其本质有毒，并使各种疾病更加复杂化，故要首先治疗赫依"。如此记载说明，病变赫依是重症之诱导者，也可以说是一切病情恶化的先导者。

　　赫依与希拉热相结合成为消耗体素之友，不会促热成熟，将热扩散，将热变为虚热，使热症病变更为猛烈。赫依与巴达干寒兼杂时，巴达干黏液堵塞赫依的运行轨迹，使赫依失去运行之轨迹，导致相搏，成为淤堵精华之道，加重寒势，使胃火衰减，扩散至消化不良等慢性病症，使其病情淤积更加严重，促使寒症的病变过程。

　　寒热相克中若有赫依参与会使寒热两个病症更加紊乱和复杂。

　　在疾病末尾，寒热反变时赫依参与的话，会导致由赫依引起的各种病变。所以寒症热症无论哪一个，都应注意赫依的过盛是病变加重的重要环节。

第十二章　发病部位引起的病变特征

　　所谓发病部位，包括病变侵犯部位和病变运行轨迹。即使前者指相对稳定的疾病宿位，后者指相对运动的区域，但是病变的位置和运行轨迹似乎是相同的。无论是病变部位还是运行轨迹都发生于七素三秽、脏腑、五官、脉络。

　　由于这些体素与器官、脉络，特别是脏腑各个结构、生理机能、体质及赫依、希拉、巴达干之所属寓处和运行轨迹等的不同，其病变也有各自独特的特征。如有的易发生赫依性病变或即使发生其他疾病，在病变过程中也容易合并赫依，有的易发生巴达干性病变或即使发生热性病，在病变过程中也会容易出现热隐伏。这是由于发病部位引起的病变特点。

　　详细分类的话病变区域范围要宽一些。关于病变运行轨迹，在《根本医典》中记载有赫依、希拉、巴达干病的"运行轨迹十五"，即"赫依运行轨迹为体素中的骨头，器官中的耳朵、皮肤，脏器中的心脏，脉道中的主脉，腑器中的结肠；希拉运行轨迹为体素中的奇素（血），三秽中的汗水，器官中的眼睛，脏器中的肝脏，腑器中的小肠、胆囊；巴达干的运行轨迹为体素中的精华、骨髓、肌肉、精液、脂肪，三秽中的大便、小便，器官中的鼻子、舌头，脏器中的肺、胰腺、肾，腑器中的胃、膀胱"。

其临床意义在《后续医典》中记载道"在胃、胰腺、肾脏疾病中以巴达干为主，在肺、肝、胆囊疾病中以希拉热为主，在心脏、主脉、大肠中以赫依为主。凡是内科疾病都要以养胃为主"。这里所指内科病，主要是指消化不良及其引起的四类痼疾症。这些说明注释对临床中分析病变有着重要理论指导意义。

本章发病部位的病变特征内容分为体素三秽病变的基本特征，脏腑病变的基本特征，五官病变的基本特征，黑白脉病变的基本特征等四类讲解。

第一节　七素三秽病变的基本特征

七素三秽又称为"被克者"。

三根发生病变则会被称为"三邪"（也叫三毒），或病理上叫"克者"，侵犯七素三秽（又叫被克者），使人体三根七素平衡关系形成妨害与对抗关系，故称其为"被克者"。在《论述医典》中将发病部位归纳到七素三秽中，认为"没有任何疾病不属于这十种被克者的"。十个"被克者"的病变，这里将分为七素三秽病变与七素三秽发病部位引起的病变基本特征等两个方面论述。

一、七素三秽病变基本特征

七素三秽主要有过盛或衰减两种类型，而奇素（血）病变有三种类型，即过盛、衰减、相搏；另外六素和三秽病变都有两种类型，即过盛和衰减。尽管在一些现代蒙医书籍中说到协日乌素（黄水）也有相搏类型，但古籍文献中缺乏关于协日乌素相搏类型的可靠依据。因此，该观点未在本书中应用。

由于饮食消化与七素清浊生化主要靠胃火的能力，所以七素三秽病变主要与胃火的盛衰有直接关系。

（一）内因

1. 三根，尤其病变胃火（腐熟巴达干、消化希拉、调火赫依）是七素三秽盛衰的主要原因。

赫依、希拉、巴达干等三根平衡时，七素三秽生化正常；赫依、希拉、巴达干出现病变时则会损害七素三秽，引起病变。

因此，七素三秽被称为"被克者"。其中，胃火是消化食物、七素三秽生化的主要力量。因此，胃火处于相对平衡状态时，七素之清浊生化功能保持正常，如胃火失去平衡状态则会导致七素三秽病变。胃火过盛则消耗精微，致使体素（七素）衰减；胃火衰减则会精微不化，致使体素（七素）浑浊过盛。在《论述医典》中记载"七素随胃火旺盛而衰减，随胃火减弱而过盛。"

2. 七素三秽的过盛或衰减可由饮食直接引起。《秘诀医典》《宝如病》章节中记载"病变血过多，外伤血滞留，在肝脏或热酸食物中血过盛，在肝脏传播的血未形成精气，便与巴达干结合，血腐烂……"这是由损伤和饮食直接引起的七素病变反应，进而影响了三根的功能。

（二）外缘

1. 由三根引起的七素三秽病变因素与三邪的因素相同。其过热、锐是增加胃火、消耗七素病变的因素；过冷、凉、重是降低胃火，精微不化，致使体素（七素）浑浊过盛的因素。

2. 七素直接损伤的主要因素是饮食起居。如：震损后内出血或充血、热酸性食物引起血过盛，并扩散到肝脏，造成恶血增多。由于损伤导致大量出血和营养不良而未能补充七素，造成七素衰减。

（三）病变

三根引起的病变主要是由胃火盛衰而发生病变。据《论述医典》记载，"七素三秽盛衰的原因是存在于本位的胃火分支存在于全身各部，因此胃火盛衰，则会引起七素中的胃火盛衰，进而引起七素随胃火旺盛而衰弱，随减弱而增盛"。胃火一般分为主胃火和胃火分支两类。主胃火是指位于胃、小肠的消化希拉。胃火分支是指存在于全身的消化希拉分支。主胃火——消化希拉增多则引起胃火分支增多，消化希拉减少则引起胃火分支减少。

胃火增多主要形成血希拉热性疾病，引起食物精华和七素的损耗。因此"七素随着胃火的增加而消耗"指的是这种变化。

胃火衰主要是指胃火衰减、巴达干赫依过盛的寒性疾病。主胃火——消化希拉的减少，不仅形成食物不消化的疾病，也会引起胃火分支的减少，因此体素的清浊生化也会衰减，引起精液七精华不消化的疾病。"体素随胃火衰减而增多"是指这种变化。这里所说的"体素增多"是指体素（食物精华、血、肉、脂、骨、髓、精液）不能正常清浊生化而引起的糟粕和精华浑浊的状态。

七素中，前者增多，则后者增多；前者减少，则后者减少。这一病变在《论述医典》中记载"随前者过盛或衰减，后者将过盛或衰减"。

过盛是指食物精华未能正常分解成清浊，因此精华与糟粕的浑浊物到肝脏，进而位于第二的津液精华血液也会变成坏血。甚至导致血液精华也未能正常分解，进而会引起协日乌素（黄水）、肌肉、脂肪等的清浊生化被削弱，引起精华不消病变等。

衰减是指由于热性疾病燃烧前者体素的精华，从而减少后者体素的补充来源。如大出血或营养不良，引起生化七素的精华减少，继而发生体素衰减病，甚至引起赫依过盛病变。

根据《论述医典》的记载，由七素过盛或衰减而引起的病变和症状，总结如下：

精华过盛：因精华不消则影响巴达干，引起巴达干过盛的症状。

精华衰减：因其他六种体素生化减弱，出现营养不良而导致消瘦、皮肤干枯等，并诱发赫依。

关于血（奇素）的过盛、衰减、相搏在六基症疾病章节中有详细讲解，请查看。

如肌肉过盛，则会引起肥胖，易生瘿瘤等症状。

如肌肉衰减，则会引起关节疼痛、身体消瘦等症状。

如脂肪过盛，则会导致脂质不吸收的疾病，且巴达干脂（腻）油也增多，则引起倦怠、腹部脂质增多等症状。包括血脂过盛在内。

如脂肪衰减，则会使机体脂肪减少、体瘦，并可出现赫依增多、失眠、肤色发青等症状。

如骨骼过盛，则骨的精华糟粕分解衰减，易长赘齿、赘骨。

如骨素衰减，由于骨营养不良而造成骨质脆弱、脱发、掉牙、指（趾）甲变形。

如骨髓过盛，则表现为周身沉重、视力减退、关节膨大。

如骨髓衰减，则可出现骨髓空洞，头晕、眼花等症状。

如精液过盛，则出现生殖器功能活跃，易出现遗精、性欲亢进、结石症等。

如精液衰减，则体弱无力。

简略地说，上述七素的每项体素增多，是清浊不化衰弱引起的不消化性疾病；衰减是每项体素精华缺乏性的变化。

三秽过盛病变是指因排泄障碍而增多，三秽衰减病变是指排泄过分而减少。

二、七素发病部位的基本特征

关于七素病变在第一节中已提到，此处仅从病变运行轨迹方面讲解。

骨骼为病变赫依的运行轨迹，易出现赫依性病变或在骨骼发生损伤时容易合并赫依病变，这是骨骼病变特点。骨骼以赫依增多，则骨精华衰减。如老年人容易骨折是与人越老赫依增盛有关。因此，在临床上骨病治疗中应注重观察赫依的病变及其治疗。

血（奇素）是属热性的，是病变希拉的运行轨迹，因此，临床上常常有血过盛会诱发血热合并希拉的说法。但是，七素中的重要精华是存在于血液中，一旦血液被消耗，就会因精华不足而引起赫依过盛病变。因此血（奇素）病应注意希拉热，如有贫血，应注意赫依过盛。详细内容请在六种基本疾病的血病章节中查看。

饮食精华、肌肉、脂肪、骨髓、精液是病变巴达干的运行轨迹。由于在这些体素中有黏性、腻性、柔性等与巴达干成分有很大的相似之处，因此随着巴达干过盛而过盛，随着巴达干的衰减而衰减。巴达干病引起的不消化，可引起精华、肌肉、脂肪过盛的病变。如巴达干过盛引起肥胖、体脂过多等。

第二节　脏腑病变的基本特征

无论是六种基本疾病（简称六基症）还是热性疾病、寒性疾病，在不同的脏腑中，由于相应的脏腑特性而发生不同的病理变化。如热性疾病发生在肝脏中，血和希拉性单热多见。若是发生在肾脏，则与巴达干合并而易出现隐伏热者多见。

脏腑理论是蒙医学生理学的重要组成部分，同样脏腑病理论也是蒙医学病理学的重要组成部分。

脏腑的生理机能是以七素为物质基础，以赫依为动力，为人体三根所支配。因此，每一个脏腑疾病其本质一般都包括在六基症、寒性疾病和热性疾病中。

相对来讲，五脏属于阳，六腑属于阴。五脏是五源精华之源，六腑是五源糟粕聚集地，因而具有病变各异的特点。其中五脏在生理学中占有重要地位。在《后续医典》中，"脏器热者可生腑寒，腑热者则不可生脏寒"这是由寒热理论和阴阳理论为出发点表明脏腑间病变的不同特点。

五脏、六腑的发病部位所引起的病变特点如下：

一、五脏病变的基本特征

这里要论述心、肺、肝、脾、肾五脏发病部位所引起的病变基本特征。

（一）心脏病变的基本特征

1. 易发生赫依病变：心脏是病变赫依的运行轨迹。因为心脏是普行赫依之所舍，病变赫依运行轨迹，所以它是以赫依为主的脏器。由于这种特性，心脏发生病变时，容易发生赫依性病变。即使是其他疾病，也易与赫依合并。因此病变赫依运行轨迹是心脏病发病部位所引起的病变基本特征。据此，在《后续医典》中十分正确地总结为"心脏疾病中注重赫依之治疗"。因此在心脏和主脉病变及在其治疗上往往需要以注意赫依为主。

2. 气血运行不畅：心脏担负着气血运行功能，在主脉中"如结果实般存在"，由普行赫依推动使血液不停地流动全身，使津液七素遍布全身的器官。《金光注释集》记载"通过赫依，使七素在各个运行孔道正常流动"。基于此，血液清浊生化与普行赫依运行有关，普行赫依运行正常，则使传心力旺盛。血液生化不良或血液浓缩，尤其是巴达干黏液的增多就会堵塞普行赫依运行轨迹，引起气血运行不畅，甚至导致心力衰竭等疾病。因此三根与血相搏，甚至赫依（主要指普行赫依）引起的心脏和主脉病变是心脏正常生理功能发生病变的主要原因。

3. 隐伏热：心脏居于巴达干的区域，是正常赫依的宿位，病变赫依的循经。因此心脏即使受热、锐性条件的影响，血、希拉增多，发生热性病变，由于受其所处区域的控制从而使希拉"恰似封火"般潜伏于巴达干赫依下。这时常会出现实质热性，外表寒性的现象。因此在《秘诀医典》中记载"心为寒（巴达干）赫依区域，即使热性病变，也将热藏于底，常见寒赫依表现"。故在临床上应该注意这个部位引起的病变特征。

4. 思维异常改变：蒙医认为心脏是思维的又一个区域，又是总赫依，因此，在情绪痛苦、恐惧、愤怒等心理刺激下，会影响到思维与普行赫依、促成希拉，出现心脏病的发生或加重现象。即使其他心脏病，也会导致思维病变的发生。引起心悸、心慌等病症，并出现遗忘、焦虑、恐惧、不安，甚至加重，表现为精神错乱等。据此，蒙医学家罗布桑却丕勒在《哲对宁诺尔》的《心脏病》章节提出"如果三根相搏而阻塞思维神经运行轨迹，则出现神经迟缓，心不在焉，甚至发疯"。伊希巴拉珠尔在《甘露点滴》中指出精神病是"由恐惧、惊吓、忧虑等因素诱发"。因此，心脏病病变和治疗中应注意心神病变的发生。

综上所述，虽然提出四种心脏病变的特点，但这都与赫依有着密切关系。因此通常说"治疗心与主脉病以赫依为主"。

（二）肺病变的基本特征

病变巴达干运行轨迹和易发生热性疾病是由肺病区引起的病变基本特征。易发生热性疾病的主要原因在于肺结构、生理功能、与肺相连的白脉等。肺有很多肺泡，而肺泡通过气管、肺之外窍——鼻子与外界连通，易受粘虫感染。也可因血、希拉热而患病。对此，《后续医典》指出"治肺病，宜以热为主"。

肺位于巴达干之总位，故容易引起巴达干病变，痰液增多，"肺腔内巴达干过盛而频咳""肺口聚痰而发痼疾""肺为巴达干之总位，夏季安然、冬季疼痛、昼天安然、夜晚疼痛"（《秘诀医典》）等病变。因此也称肺为病变巴达干运行轨迹。

（三）肝脏病变的基本特征

肝脏是病变希拉运行轨迹。因肝脏属阳性，是总希拉和变色希拉、血所之宿位，因此肝脏是血与希拉性为主脏器。

食物精华到肝脏可以生化至血。希拉物质源或血糟粕——胆汁也在肝脏内分解生化。由于此特点，肝脏发生病变时，就会出现血希拉相搏，表现为胆汁分泌衰减、黄疸等血希拉热性病变。在肝脏中，发生其他疾病也多见于合并血希拉。

因此，病变血和希拉的运行轨迹是肝脏病变的基本特征。

据此，《后续医典》中提出的"治疗肝脏疾病应注重希拉热为主"是十分正确的。在肝脏病变及其治疗中，始终以血与希拉热为主，是一条基本原则。

（四）脾脏病变的基本特征

脾脏是病变巴达干的运行轨迹。由于脾脏属于土源，并与十三条隐性白脉中产生巴达干的一条白脉连接，因此属于巴达干为主脏器。

由于脾脏是辅助消化的脏器，也是病变巴达干的运行轨迹，因此，引起巴达干病变，其胃火衰弱，易产生不消化的病症。对此，在《甘露结晶》中记载"脾病病因是不消化"。

因此特点而引起的脾脏病变，易引起巴达干病变或其他疾病伴巴达干，出现腹胀、消化能力减退等消化系统疾病病变。对此，病变巴达干运行轨迹是脾脏病变基本特征。所以《后续医典》中提出"脾病治疗中注重巴达干"的观点。

在《其日卡赛米塔》（古印度 Ayur-Veda 医学经典）中，认为脾为血所之宿位之一是正确的。故脾脏也可与血病有关。

（五）肾脏病变的基本特征

肾脏是病变巴达干的运行轨迹，属水源。与肾脏相连的白脉是产生巴达干的白脉。平衡体内水分，排尿是肾脏的主要生理作用。

在天文历法五源学中提出"肾为水源精微之祟，膀胱为受纳水源精微之糟粕的囊袋"，肾脏作为水源精微之祟脏器，分泌水源精微之糟粕尿液，并将其输送至肾脏管辖之腑——膀胱，精确描写了肾脏生理作用。

因这个特点而引起的病变，多是由于水源与巴达干赫依病变，导致巴达干性疾病、下体衰火症、水和水源清浊不化导致浮肿，即使发生热性病但由于受其宿位控制而产生"热隐伏"病变。因而病变巴达干运行轨迹与即使患热性疾病也易隐伏是肾脏病变特点。据此，《后续医典》中称"肾病治疗中注重巴达干"。《秘诀医典》中指出"即使患热性疾病，热性隐伏于底，外表出现巴达干赫依症状"。在肾脏病变及其治疗中，需注意巴达干和热隐伏。

二、六腑病变基本特征

这里介绍胃、小肠、大肠、胆囊、膀胱、三舍（精府）发病部位所引起的病变基本特征。

（一）胃病变的基本特征

胃是病变巴达干的运行轨迹。胃在五源和五行中其属性皆归土，且腐熟巴达干也位于胃，因此胃以巴达干为主。故胃病变多因三根失调，产生胃隐伏热所致。

1. 消化三能失调：胃病的病变与消化三能密切相关。饮食通常在司命赫依的作用下，经食管进入胃后，首先被腐熟巴达干磨碎，其次被消化希拉融解生化，最后被调火赫依分解成精微和糟粕。分解物中含有津液七精华，并以此来滋养身体的三根。因此胃消化三能平衡，则胃生理功能正常。若三根相搏，影响胃并造成消化三能平衡失调，则会引起胃火衰弱，导致不消化病变或由于不消化引起的病变。《金光注释集》强调："胃犹如耕地，'保护胃火者才能丰收'而获得健康。"

2. 隐伏热：由于胃是腐熟巴达干的宿位，病变巴达干的运行轨迹，故在胃之热病过程中因其部位特点，常常掩盖热邪，表现寒症假象。对此，《秘诀医典》指出"因胃腑位于寒气之处，其热症常被隐伏而呈现寒性症状"。掌握这一部位病变特点在临床上具有重要意义。《金光注释集》中还记载"如果胃病变是热性病，就会表现为消化希拉功能异常，如刺痛、胀气、不消化、嗳气等。这种因寒浊热病治疗的初期若不以保护胃热为主，则造成胃火的衰弱，导致遗留热。而这与腐熟巴达干未磨碎成食物，消化希拉未能融解生化，调火赫依未能分解成精微与糟粕而形成的胃火未能维护，导致不消化病变引起各种内科疾病"。故胃肠里未能充分成熟的食物精微会导致肝脏未能生化成血液，导致引起精华不消病变。

上述两种情况均为巴达干过盛引起的病变。这是由胃部发病部位引起的基本病变特征，因此需参照《后续医典》中的"治胃病，宜以巴达干为主"的表述，注重巴达干，保护胃火是胃病变及其治疗中必须注意的基本原则。

（二）小肠病变的基本特征

小肠是病变希拉的运行轨迹。小肠位于希拉之总位，是总希拉和消化希拉的宿位。胆囊与希拉具有密切联系。胆汁是希拉的物质基础，它能够滋生消化希拉。胆汁通过胆总管流入小肠，滋补希拉协助消化。即使考虑这方面，小肠也是希拉重要的部位。

由于小肠是希拉宿位，故小肠病变多以希拉为主，这是小肠病变基本特征。因此称小肠为病变希拉的运行轨迹。小肠病变及其治疗中以希拉为主。

（三）大肠病变特征

大肠是病变赫依的运行轨迹。大肠位于赫依之总位，是正常赫依的宿位和病变赫依的运行轨迹，所以大肠是以赫依为主的腑。天文历法五源学中把肺当作气源的精微——正津之崇，把大肠当作气源精微的糟粕——受纳糟粕，这与现代科学说法一致。故大肠成为了病变赫依的运行轨迹。

大肠病变多以赫依为主因或大肠受其他疾病也常合并赫依，这是大肠病变基本特征。据此，《后续医典》指出"治大肠病，宜以调赫依为主"，这是大肠病变及其治疗中必须注意的原则。

（四）胆腑病变基本特征

胆是病变希拉的运行轨迹。胆在五源中属火源，位于希拉之总位，是希拉物质来源。胆汁是希拉病的病因。因此，胆腑成为病变希拉的运行轨迹。

胆病变常以希拉为主因，并引发胆口失禁或胆汁溢出导致黄疸等病变，因此病变以希拉为主因或胆汁溢出是胆源性病变基本特征。对此，在《后续医典》中指出"治胆病，宜以治热为主"。这里指的"热"是希拉热。注意希拉热是在胆腑病变及其治疗中必须注意的原则。

说明：在古籍文献中，不把胆腑和希拉分开看。相关证据如下：①胆病属于六腑疾病，但在《秘诀医典》中未将其写在"脏腑之病"中，而将其写在"治疗三邪"时的"治疗希拉"章节中。可见，古代医学家并不把胆病和希拉分开看，几乎把它俩看成是一样东西。②希拉在古文中用梵文、藏文、蒙古文都有"胆"之称。17—18世纪以后，仅蒙古语称为希拉，把希拉和胆分别开来。③《秘诀医典》的"治疗希拉"章节中提出希拉的病因是"病症的根源为胆"。

综上，可以看出胆与希拉具有密切的联系。在《蒙医学基础理论》（巴·吉格木德编著，1984年出版）中提出了"胆是希拉物质基础的来源"的观点。

（五）膀胱病变的基本特征

膀胱是病变巴达干的运行轨迹。在五源和五行中，其属性皆归水，并位于赫依之总位，也是下清赫依的运行轨迹。在天文历法五源学中指出"膀胱是收纳水源糟粕的腑器"，很准确地说明了它具有将身体尿液排出体外的功能。膀胱病变常以巴达干赫依为主因或膀胱其他疾病也常合并巴达干赫依，并出现尿痛、尿频及患者自觉尿不净等症状。

（六）三舍（精府）病变基本特征

1. 三舍（又叫萨木色或精府）是五源聚合性器官。在古代文献中并没有直接说明萨木色（三舍）是五源聚合性器官。但是根据以下情况五源聚合性器官：第一，在天文历法五源学中称"五源精微之糟粕的汇聚处"；第二，聚合性白脉与萨木色（三舍）相连。故在《蒙医基础理论》（1984 年版）中三舍被认定为"聚合性器官"。因此，三舍病变常以聚合性为主。治宜以调理相搏为主。

2. 三舍位于赫依之总位，也是下清赫依运行轨迹，故萨木色（三舍）病变以总赫依或下清赫依易相搏为主，男性出现遗精，女性出现月经不调，赫依瘀症等。

3. 三舍为精血之库，是重要的生殖器官。其病变引起精血亏损、生殖功能异常等症状。女性三舍病变不仅有以上特点，同时也出现奇素（血）病病变，可能引起血瘀症等。

因此，在三舍（萨木色）病变和治疗中应着重注意上述特点。

第三节　脉管病变的基本特征

脉病包括黑脉病、白脉病两种。黑脉是指与心脏相连并含有运行于全身的血液的脉。所谓血脉病，是指血管病，也叫"哈日乎恙"。白脉是指大脑、脊髓及由其分支出的白脉。感能以赫依引导，运行于白脉之中，故白脉是赫依与感能的运行轨迹。白脉病又称为"查干乎恙"。

一、黑脉病变基本特征

在《四部医典》中，从古代解剖学角度详细阐述了黑脉的结构、分布、命寓与心脏的联系和生理功能等。它的记载源于阿育吠陀医学，但对黑脉病没有做专题论述，只有几个字的描述记录。其中《论述医典》中的疾病分类中写道"脉病分为哈日乎恙、查干乎恙与其他疾病运行于脉等"，并且只提到了哈日乎恙与其他疾病运行于脉的病症等两种病名。《秘诀医典》中将查干乎恙作为专章介绍，而未介绍哈日乎恙，只在治疗血痞病章节中提到"未被分解成熟的坏血液蔓延，经脉络，形成血痞"等。

后来在19世纪，米格如乐占巴拉在《秘诀方海》中对哈日乎恙进行拓展研究并做了简单描述。虽然较极简，但对现今研究哈日乎恙仍是重要的古籍文献依据。书中指出"黑脉多数属于血液之依存部位，希拉却依存于血，故血脉病性属热"，并说明血脉病本质主要为"热性"。接着描述本病症状为"在发病之血脉弓处有刺痛、跳动性麻木、灼热、缠绕或拉直样僵直麻木、时出脉疹、间歇肿胀"。黑脉病主要出现刺痛、跳动麻木、灼热、僵直麻木、时出脉疹、间歇肿胀等症状。这些病变与上述中的"热性"是一致的。因此，从古籍文献看来，黑脉（血管）病主要具有热性的特点。

在现代研究中，蒙医学家从 20 世纪 60 年代开始关注黑脉（血管）病。把"动脉硬化""高血压""脉管炎"等多种病症视为黑脉病，并用蒙医学的"精华不消化""巴达干黏液过盛入脉，阻碍气血运行""血（奇素）希拉热运行于脉引起病变"等理论分析和治疗，取得了良好的临床疗效。

这些作品中的相关记载补充和丰富了有关哈日乎恙的古文献资料的内容，并且阐述了"动脉硬化"等几种疾病也明显多见于血脉病的理论观点。

综上所述，血脉属火源，呈阳性。因此本病多以血希拉过盛侵入血脉，以其热损伤脉壁；或胃火衰弱，精微不消化，沉淀于脉管壁；巴达干黏液过盛入脉，阻碍血气运行等多种病变特点。

二、白脉病变的基本特征

古代医学家在充分掌握解剖医学情况下，积累了有关白脉结构、分布、功能的知识，并记录在他们的著作中。后来龙日格丹达尔（生于 1832 年）在《诃子鬘》中提到"感能以赫依引导，运行于白脉之中"的理论，使白脉理论更加完整，提高到一个新的高度。

在这种正确理论的基础上，蒙医学积累了几个世纪以来的白脉病理论和丰富的临床经验，这是蒙医学理论的一大特点。

有关白脉病的病因在《秘诀医典》中指出，由于外伤、锐器伤身、白脉受压、损伤、断裂等或疫毒入脉等原因，气血相搏侵入白脉，脉窍堵塞不通而发病。

因为白脉是赫依运行轨迹，且感能以赫依为导向，运行于白脉之中，所以，白脉病主要以上述疾病引起邪热入脉、赫依运行不畅受阻或堵塞导致感能受阻或堵塞其运行脉管等出现白脉系统病变。

白脉病按其病根分为赫依、希拉、巴达干、协日乌素、聚合性等五种；按其发病部位可分为头部白脉病、躯干白脉病、肢体白脉病等三种。

这些疾病都会引起发病部位感能的损伤。例如，若发病部位在头脑部位则可能造成全身任何一部分器官的损伤，若发病部位在躯干则可能造成脏器的损伤引起脏器功能异常的病变，如因小肠、大肠、膀胱等功能的异常及下清赫依的相搏而引起大小便失禁，若发病部位在肢体可出现肢体麻木、萎缩、挛缩、屈曲、僵直、肿胀等症状。一般奇素希拉热性病变出现发热，巴达干赫依寒性则出现体温下降等表现。

因此，在白脉病病变及其治疗过程中以促使气血运行、恢复白脉功能、舒筋活血、调节三根、治疗筋脉浸热等治疗原则为主。

第四节　五官病变的基本特征

本节内容将主要讲述每一个感觉器官，如眼、耳、鼻、舌、触感器（皮肤）等五官由于身体的机能活动、区域的支配、其五源属性等的不同而发生不同病变的特点。

古籍文献对五官的说法说明如下：

1. 感觉器之五官：从感能角度将眼、耳、鼻、舌、触感器（皮肤）五个称为感觉五官。

2. 五脏之外窍五官：在《论述医典》疾病分类中描述为"病位分类有五官之开窍"，即眼为肝之外窍（肝开窍于眼）、鼻为肺之外窍（肺开窍于鼻）、舌为心之外窍（心开窍于舌）、唇为脾之外窍（脾开窍于唇）、耳为肾之外窍（肾开窍于耳）。

在这里主要讲述的感觉器之五官。另两类五官将在临床上的蒙医五官科疾病中讲解。

因五官的寒热性质、赫依希拉巴达干的依存及生理功能等的不同，其病变也有不同的特征。因五官都属于感觉器官，故都具有影响感能的共性特点。

一、眼病变的基本特征

1. 以血希拉为主因：眼为肝之外窍，属火源，是正常希拉的宿位和病变希拉的运行轨迹，由于宿位之故，其病变因奇素（血）希拉所致血希拉热症，其他病因引起的眼病也易合并血希拉的特点。

对此，在《秘诀方海》中称"眼疫、赤眼症、眼翳、眼生肌等因粘虫、血希拉、头部疾病等所致"。《珊瑚验方》中记载"眼病多因肝热、肾寒等所致"。

2. 视力下降：眼睛是视觉器官，具有感知色彩条件的结构。受司命赫依的支配，在明色希拉的作用下，识别外界物体的颜色和形状。如果因某种外缘引起三根相搏诱发眼病时，会出现视力减退等改变。临床上常见的昏朦、内障、外障、远视、近视、白内障、青光眼等均可产生视力减退。

3. 引起眼睑等附属器官疾病：眼球及眼睑活动受赫依的支配，眼睑有保护眼睛作用。三根相搏，尤其是赫依相搏或血希拉热影响眼球或眼睑等附属器官，会出现眼睛活动异常的病变，甚至影响视力。临床常见的斜视、内睑外翻、上睑下垂、睑脓肿、眼睑松弛、睑闭合不全、频繁瞬目等均与眼球或眼睑运动障碍病变有关。

二、耳病变的基本特征

1. 听力减退：耳属空源，受大脑、感应及司命赫依的支配，借空源效能，完成其听觉功能。因此耳病变常出现听力减退，严重的话出现耳聋等症状。

2. 以赫依为主因：耳是正常赫依的宿位和病变赫依的运行轨迹，缘于宿位之故，其病变常因赫依所致或合并赫依。故临床上常出现耳鸣、听力减退、头晕、身体丧失平衡等症状。耳是肾之开窍，故肾脏某些疾病症状见于耳。这属体质病变特征。

3. 引起热性疾病：耳经耳门和鼻腔与外界直接或间接地相通，具有易被粘感染的特点。耳受粘或血希拉侵袭，会出现耳脓、耳刺痛、耳痛疽等粘和血希拉热症病。临床上应着重把握上述特点，并注意其治疗原则。

三、鼻病变的基本特征

鼻为肺之开窍，属土源，是正常巴达干的宿位和病变巴达干的运行轨迹，缘于宿位和五源属性之故，其病变多因巴达干黏液增多致鼻涕增多。在《秘诀医典》鼻病变中指出"三根失调而诱发鼻病。可分为鼻塞、鼻疮、鼻息肉、流脓、流血等五种"。这五种的前四种因粘或血希拉引起，后一种为流鼻血。因此鼻病变基本特征为由粘或血希拉引起及流鼻血等两种。

1. 以粘或血希拉为主因：鼻为肺之开窍，并经咽喉、气管等开通于肺，肺血脉丰富，常以热性外缘引起血希拉的热性病变。如除上述病症出现鼻塞、鼻疮、鼻息肉、流脓以外常见鼻感冒、流行性感冒、鼻亚玛等热性病症。

2. 流鼻血（鼻衄）：因鼻疾病或外伤引起鼻黏膜损伤或因血病引起肝溢血等均可导致鼻出血。因鼻是被软骨和骨保护的腔管，如果引起出血，应立即止血，但因其结构特点采用压迫血管等简单方法不能止血，故有大量失血的危险。所以临床上不能忽视鼻衄。

四、舌病变的基本特征

舌属水源，是司味巴达干的宿位和病变巴达干的运行轨迹，缘于宿位和五源属性之故，其病变多因巴达干黏液增多所致流涎水。舌为心脏之开窍，故心脏病有些症状表现在舌上。其主要病变特点有以下两点。

1. 由六种基础疾病（六基症）或外伤引起的白脉病变，出现舌赫依与感能运行不畅而导致语言障碍与味觉减退等症状。

2. 口腔是与外界直接相通的器官，其特点是口腔里的舌容易引发粘病，出现舌肿、舌血泡、舌疹、舌疮等热性病变。

五、触觉器官病变的基本特征

触觉位于全身皮肤表面，是指皮肤表面的触觉感能。触觉器官病变虽以触觉障碍为主，但也与皮肤病变有着密切关系。其特点为：

1. 触觉障碍：皮肤和触觉属气源。主要依靠赫依特性能感知触体的软与硬、热与冷、疼痛或刺激轻重等。故触觉器官病变与三根赫依具有密切关系。触觉在司命赫依的作用下产生知觉。感能以赫依为向导，运行于白脉，完成其生理功能。白脉是感能宿位和运行之道，赫依是感能引导的动力。因此，白脉出现病变则出现气血运行不畅或赫依运行堵塞等症状。若白脉出现气血、感能运行不畅，严重者将出现脑动脉堵塞。若病变出现在感能系统，就会使发病部位的触觉不灵敏而麻木，严重者触觉神经闭锁，感觉不到软硬、冷热、疼痛等。这就是触觉神经病变的主要特点。

2. 皮肤病与触觉：蒙医皮肤病学是临床上的独立学科。由于皮肤是触觉器官，所以皮肤病与触觉器官有着密切的关系。皮肤病以粘虫感染或协日乌素（黄水）过盛、过敏等因素致使三根相搏引起的黄水疮、皮疹、癣、荨麻疹、水痘、溃疡等协日乌素过盛的病变为主要特点。其赫依过盛者还可影响皮肤的知觉，出现瘙痒、发热、疼痛、麻木等症状。故在临床上应注意触觉器官病变与皮肤病变的关系。在临床上常见皮肤病与三根中的"赫依病变"密切相关，再者协日乌素（黄水）病变引起的皮肤病最为多见。

参考文献

［1］蒙医学编辑委员会. 中国医学百科全书·蒙医学（基础理论部分）［M］. 上海：上海科学技术出版社，1992.

［2］蒙古学百科全书编辑委员会. 蒙古学百科全书·医学［M］. 呼和浩特：内蒙古人民出版社，2002.

［3］内蒙古自治区卫生厅，蒙医病症诊断疗效标准编委会. 蒙医病症诊断疗效标准［M］. 北京：民族出版社，2007.

［4］B. 吉格木德. 蒙医基础理论（蒙古文版，第三版）［M］. 呼和浩特：内蒙古大学出版社，2014.

［5］宝音图. 蒙医基础理论［蒙古文版，21世纪全国高等医药院校蒙医药（本科）专业教材］［M］. 呼和浩特：内蒙古人民出版社，2007：21—30，34—41.

［6］包纳日斯. 蒙医药学理论的传承与发展［J］. 中国民族医药，2015，12（21）：67—69.

［7］白宝玉. 蒙医生理学（蒙古文版）［M］. 呼和浩特：内蒙古人民出版社，2008.

［8］白宝玉，等. 蒙医病理学（蒙古文版）［M］. 呼和浩特：内蒙古人民出版社，2004.

［9］赵宇明，关祥祖. 蒙古族医药学（中文版，蒙医基础理论部分）［M］. 昆明：云南民族出版社，1997：5—52.

［10］伊希巴拉珠尔. 甘露四部（蒙古文版）［M］. 章巴拉沙努，朝? 贡布，却诺编译. 呼和浩特：内蒙古人民出版社，1998.

［11］宇妥·云丹贡布，等. 四部医典［M］. 马世林，罗达尚，毛继祖，王振华译注. 上海：上海科学技术出版社，1987.

［12］玉妥·云丹贡布，等. 四部医典（论述本部分）［M］. 邢鹤林编译. 北京：民族出版社，1991.

［13］玉多·云登贡布. 四部医典（藏文版，第二部论述本）［M］. 洛桑次仁，嘎罗校注. 拉萨：西藏人民出版社，1982.

［14］内蒙古自治区中（蒙）医研究所. 四部医典（蒙古文版）［M］. 呼和浩特：内蒙古人民出版社，1977.

［15］嘎·奥特根其其格，德·纳朝克道尔吉. 四部医典（西里尔新蒙古文版）［M］. 乌兰巴托：乌兰巴托·孟和贺喜格出版社，2011.

［16］忽思慧. 饮膳正要（中文版）［M］. 北京：中国书店，1993.

［17］德赛·桑斋嘉措. 历法—白琉璃［M］. 清代木藏版.

［18］包纳日斯，哈斯额尔敦，塞音朝格图，等. 蒙医病因学说简介［J］. 中国民族医药杂志，1998（4期）增刊：3—4.

［19］巴·吉格木德. 论五源学说//蒙医学术论文集（内蒙古蒙医学会编）［M］. 1983：207—222.

［20］特木热核对抄写. 兰塔布（蒙古文版）［M］. 呼和浩特：内蒙古人民出版社，1987.

［21］达日茂玛仁巴？罗布桑朝日嘎. 诀密宗旨［M］. 嘎拉桑译. 呼和浩特：内蒙古人民出版社，1989.

［22］松林，蒙古医学古籍经典编委会. 诃黎勒晶珠解疑难经（蒙古文版）［M］. 呼和浩特：内蒙古人民出版社，2014.

［23］龙日格丹达尔·玛仁巴. 诃子·佩伦泽（蒙古国木刻藏版和旺丹等译）［M］. 呼和浩特：内蒙古人民出版社，1999.

［24］内蒙古中蒙医研究所. 蓝琉璃（蒙古文版）［M］. 呼和浩特：内蒙古人民出版社，1999.

［25］巴·吉格木德. 蒙医学吸收的阿育吠陀的从来源的研究学［J］. 中国蒙医药，2008，5.

［26］策·达赖. 蒙古萨满教大纲（西里尔新蒙古文版）［M］. 乌兰巴托：

蒙古人民共和国科学阿吉米出版社，1959.

[27] 陈英松. 蒙医阿尔山疗法研究（蒙古文版）[M]. 赤峰：内蒙古科学技术出版社，2015.

[28] 德赛·桑斋嘉措. 兰塔布（清代北京木蒙古文版）[M].

[29] 包金荣. 龙树医经（《丹珠尔》龙树医学整理）[M]. 呼和浩特：内蒙古人民出版社，2017.

[30] 达木巴·桑楚克. 金光注释集（蒙古文版）[M]. 罗列等翻译. 呼和浩特：内蒙古人民出版社，1984.

[31] 范·淖尔布，赛·乌苏日乐特. 医学本续全释（藏译蒙）[M]. 赤峰：内蒙古科学技术出版社，1989.

[32] 哲里木盟蒙医研究所. 医药月帝》（蒙古文版）[M]. 赤峰：内蒙古科学技术出版社，1984.

[33] 巴·吉格木德. 简述运输精华九脉 [J]. 内蒙古医学院学报（增刊蒙古文版），1976.

[34] 松林. 蓝琉璃（蒙古文版，第1册）[M]. 呼和浩特：内蒙古人民出版社，2014.

[35] 包哈申. 蒙医古籍文献学 [M]. 赤峰：内蒙古科学技术出版社，2015.

[36] 特木日巴根. 蒙医骨病诊疗文献汇编（蒙古文版）[M]. 赤峰：内蒙古科学技术出版社，2020.

[37] 贾敏如，张艺. 中国民族药辞典（中文版）[M]. 北京：中国医药科技出版社，2016.

[38] 布仁达来. 蒙医预防医学（全国大中专院校蒙古文教材）[M]. 呼和浩特：内蒙古大学出版社，2010.

[39] 包纳日斯.《丹珠尔》经中古印度 Ayur－Veda 医学著作《养生经》的研究 [D]，呼和浩特：内蒙古医学院，1996.

[40] 乌仁图雅. 蒙医学蒙汉名词术语词典 [M]. 呼和浩特：内蒙古人民

出版社，2015.

　　[41] 内蒙古医学院中医系. 蒙医药选编（蒙古文版）[M]. 呼和浩特：内蒙古人民出版社，1974.

　　[42] 那木台. 健康生活知识（饮食、心理部分）[M]. 呼和浩特：内蒙古人民出版社，2012.

　　[43] 松林. 医宗要旨（蒙古文版，第 1 册）[M]. 呼和浩特：内蒙古人民出版社，2014.

　　[44] 包哈申，娜仁朝克图.《蒙医秘诀方海》研究（蒙古文版）[M]. 赤峰：内蒙古科学技术出版社，2015.

　　[45] 包哈申，图门巴雅尔，娜仁朝克图.《占布拉道尔吉与蒙药正典》研究 [M]. 呼和浩特：内蒙古教育出版社，2012.

　　[46] 包那木吉拉译注. 医学诀窍秘籍 [M]. 赤峰：内蒙古科学技术出版社，2007.

　　[47] 宝音仓. 蒙医基础理论（蒙古文版）[M]. 呼和浩特：内蒙古人民出版社，2013.

　　[48] 策·苏荣扎布. 蒙医学临床研究 [M]. 呼和浩特：内蒙古人民出版社，1999 年.

　　[49] 琪格其图. 简明蒙医学》（蒙古文版）[M]. 呼和浩特：内蒙古人民出版社，1983.

　　[50] 罗布桑. 蒙药志》（上）[M]. 呼和浩特：内蒙古人民出版社，1980.

　　[51] 纳贡毕力格著，乌云斯日古楞主编. 蒙医心身医学（蒙古文版）[M]. 北京：民族出版社，2018.

　　[52] 包纳日斯. 蒙医药治疗脂肪肝研究（理论研究部分，中文版）[M]. 赤峰：内蒙古科学技术出版社，2015.

　　[53] 包纳日斯. 吴景昌医案（学术思想研究部分，蒙古文版）[M]. 赤峰：内蒙古科学技术出版社，2014.

　　[54] 包纳日斯. 蒙医治疗原则与方法学（全国大中专院校"十二·五"

规划蒙医专业使用蒙古文教材）［M］. 呼和浩特：内蒙古大学出版社，2014.

[55] 包纳日斯. 蒙医"赫依·希拉·巴达干"熔凝论与大鼠肝脏寒热证模型的实验研究》（西里尔新蒙古文版，蒙古国医学科学院博士学位论文）. 乌兰巴托：蒙古国科学院出版社，2004.

[56] 包纳日斯. 蒙药"巴日巴德—10 丸"治疗脂肪肝的临床与实验研究（西里尔新蒙古文版）. 乌兰巴托：蒙古国科学院出版社，2009.

附录 1:

蒙医学发展概要

一、蒙医学发展历史

蒙医学是蒙古族劳动人民在原有的医疗经验及理论知识基础上吸收和借鉴其他兄弟民族医药学理论及相关内容逐步建立起来的具有蒙古民族特色的传统医学，也是祖国传统医学大家庭中的重要成员。它形成于元、明两朝，成熟于清朝，发展于 1949 年中华人民共和国成立以后。蒙医学具有 2700 多年的发展历史，其历史悠久，内容丰富，独具特色。

（一）蒙医学萌芽时期

众所周知，人类的历史是不断与自然界、与疾病做斗争的历史。因此，有了人类就有了医疗活动。这就是说，蒙医学的萌芽是与蒙古民族起源紧密相连的。大约在公元前 3 世纪，古代蒙古高原出现了匈奴、东胡等游牧部落，东胡"在匈奴东，故曰东胡"。由于还处在原始氏族社会发展阶段，各部落过着"俗随水草，居无常处"的生活。匈奴的首领冒顿取得政权后，出兵兼并东胡，统一了大漠南北，第一次把游牧在这块草原上的不同族源、不同发展水平的各部置于一个奴隶政权之下，成为统一的匈奴族。公元 1 世纪末，匈奴分裂，北匈奴西迁，南匈奴入塞，接着鲜卑贵族主宰了今蒙古草原，柔然等也先后兴起。公元 6 世纪，突厥奴隶主政权又控制了大漠南北。

蒙古部族原是这些部落和部族中的一个较弱小部落。《旧唐书》

称作"蒙兀室韦"，居住在额尔古纳河以南的山林地带。8世纪中叶，西迁至克鲁伦河、斡难河沿岸及肯特山一带，而后经过400年左右的时间逐步强大起来。13世纪初，以成吉思汗为首的新兴封建势力将蒙古草原的几十个大大小小部落统一起来，结束了各部落兴衰更替的历史，形成了稳定的民族共同体——蒙古民族。

在统一的蒙古民族形成前，在蒙古草原上生活的部落和部族的经济是以游牧为主，狩猎为辅，还有在一定程度上能自给的原始手工业。他们在远古时期艰苦的自然环境中，在与疾病做斗争的长期实践中也积累了一定的适合于当时经济、文化、生活习俗、气候条件及地理环境的初级医药卫生知识。据考古学者在锡林郭勒盟多伦县头道洼发现的医用"砭石"，可知早在6000年前的新石器时代，居住在这里的先民已经掌握了针刺疗法。在今鄂尔多斯市达拉特旗树林发现的一支青铜针，据考证是公元前11世纪至公元前3世纪文物，表明这一时期不仅医疗工具有了改进，而且人们已经懂得采用放血疗法治疗某些疾病。

蒙古包至少有2000多年的历史。匈奴和北方其他游牧部落就居住在有哈纳（墙壁）、有盖顶的毡房里，《汉书》称之为"穹庐"。在东汉的史籍里，匈奴、乌桓随水草放牧，居无常处，以穹庐为舍。居住蒙古包不仅能防寒，而且最适合于游牧生活。因此蒙古包对北方游牧民族长期同大自然做斗争、保护健康、休养生息方面发挥了重要作用。与此同时，自从有了火之后，北方各部落不仅用其取暖、制熟食，而且还用其烤身体某一部位来治疗疾病。秦汉时期成书的《黄帝内经·素问·异法方宜论篇》中记载："北方者，天地所闭藏之域也，其地高陵居，风寒冰冽。其民乐野处而乳食，脏寒生满病，其治宜灸焫。故灸焫者，亦从北方来。"证明灸法历史亦相当久远。

在远古时代，人们是以野草、野果和动物肉等为食物。他们在寻找食物的过程中逐步认识到食用某些草根、树皮会引起中毒，导致吐泻、疼痛，甚至危及生命。而另一些野草、野果则有解毒或治疗效果，因而积累了不少药物方面的知识。有些还传入了内地，对中医的发展产生了影响，如两千年前匈奴人以四味药组成的蜜丸"匈奴露宿丸"被收入唐·永徽三年（652年）成书的《千金要方》中，这说明匈奴人已经掌握了一定的方剂学知识。

蒙古族在古代的宗教信仰是萨满教。当时的萨满教巫师也掌握了一些北方游牧部落的医药技术，掌握了一套治疗外伤的特殊方法。所以萨满教巫师们也经常给人看病治伤。如西汉天汉元年（公元前100年），苏武出使匈奴，事毕被扣留，匈奴单于多方威逼诱降，苏武持节不屈，曾引佩剑自刎。匈奴医人掘地为坑，内置温火，覆苏武其上，并轻轻击打其背以去除瘀血，半日使其苏醒。这段记载说明了2100多年前的急救技术的成熟程度。

总之，在公元12—13世纪统一的蒙古民族形成之前的漫长历史进程中，蒙古族先民们创造和积累了适于地理环境和社会、经济、文化以及生活习俗的各种医疗方法和卫生保健知识。这是蒙古民族传统医药的萌芽和积累经验阶段。

（二）蒙医学形成时期

到了公元10世纪，草原上的各部落逐渐强盛起来。12世纪末、13世纪初以成吉思汗为首的新兴封建势力统一了草原上的各部落，于1206年建国，从而结束了历史上的草原各部落此兴彼衰、相互更替的混乱局面，形成了统一的蒙古民族，进入了封建社会。在这个时期，随着蒙古民族与汉、藏等兄弟民族及回鹘人和西域各民族经济文化交流的增加，蒙古民族的经济支柱产业——畜牧业得到进一步发展，部分地区也开始有农业，出现了农牧并举的经营状况，手工业也较之前有很大进步，蒙古文字也在此时得以创造，并被推广。这些都为医药卫生事业的发展提供了良好的条件。

元朝统治阶级非常重视医药事业，采取了蒙医与汉医并重发展的政策。当时汉族医学已经处于成熟阶段，理论完善，疗效显著，对北方少数民族的影响也较大。所以元朝承袭唐宋时期医疗制度，建立太医院、御药院等机构专管医药事务。也引进阿拉伯医学，建立"广惠司"和"回回医药院"，用阿拉伯医生配制的药物为京都守护人员治病。此时汉医到北方地区服务也是经常之事，有的汉医处于被动服务，如随军戍边的医生，或战争被虏在管制下的医生之类，多数还是出于主动自愿的，如应召去效力，或被邀北去传授经验和临证会诊等。不仅如此，蒙古族人民也积极学习、使用汉医学，力争用汉医学理论武装自己。所以有的人在这方面取得了巨大成功，为汉医学的发展做出了贡献，如元代医生忽公泰学习、运用汉医学针灸术，著有《金兰循经取穴图解》一书，在原十二经脉的基础上，创造性地加上任督二脉，为后世针灸学确立十四经脉说开了先河。沙图穆苏于泰定年间（1324—1328）曾任建昌太守，他编写的《瑞竹堂经验方》一书，记载了不少珍贵药方。忽思慧于仁宗延祐年间（1314—1320）任宫廷膳太医，他编著的《饮膳正要》是我国第一部系统论述饮食疗法的专著。

《圣济总录》是一部理论与临床兼备的汉医学全书。在元朝时期不仅将这部在内地"只闻其名，不得一见"的巨著进行梓版刊行，广为传播，而且还作为考试及医生的必读课本而被重视。这些均说明祖国大家庭中的各民族文化交流及互相影响的状况，也说明蒙古族人民在吸收汉医药文化，使其与自身传统医药知识有机结合的同时也创立了自己民族的传统医药文化。但是元朝统治未能持续太长时间就退回蒙古高原。北元政权成立后，不仅与明朝政府长期处于对峙状态，而且连年征战，内讧加剧，四分五裂，因而医学的发展也受到限制。

13世纪以后，蒙古族传统医药知识比以往有了明显提高，内容愈加丰富，尤其是在骨伤外科方面积累了相当丰富的经验。由于蒙古族人民在日常生活中经常骑马、射箭、狩猎以及长期的征战，跌打损伤是常见外科病，故而处理骨伤外科的技术日益提高。如"旺德尔头部受了伤，铁木真亲自上药，叫他在家养伤……"说明当时已经有了战伤外科专用药物。在伤口流血不止的情况下还用烙治法进行止血，这在现代医学中也常用，可见当时人们已经熟悉此术。《蒙古秘史》记载："因斡（窝）阔台颈上中箭，孛罗忽（勒）将凝注的血咂去，成吉思汗见了，潸然泪下，心里难忍了，便用火烙窝阔台的箭伤处……"此术不仅能止血，更重要的是可消毒伤口、防止感染。为了满足外伤治疗的需要，蒙古族医学13世纪或更早时期就注重解剖学知识。如：1263年蒙古军队在同南宋军队的一次战役中，"……宋兵大败，匣刺亦被三创，矢镞中左肩不得出。钦察惜其骁勇，取死囚二人，剖其肩，视骨节浅深，知可出，凿创拔镞出之，匣刺神色不为动"。说明蒙古人在当时已进行局部解剖，并注意这方面的知识积累。

随着战争的扩大、延续，急救医学也不断得到发展，其中有些急救法奇特且有趣，如置牛腹浸热血急救法。《新元史·布智儿传》记载"布智儿从征回回、斡罗斯等国，每临敌必力战，身中数矢，太祖亲视之，令人拔其矢，流血闷仆几绝，太祖命取一牛，剖其腹，纳布智儿于牛腹，浸热血移时遂苏"，《元史·谢仲温传》载"从攻西京，睦欢力战先登，连中三矢，仆城下。太宗见而怜之，命军校拔其矢，缚牛，刳其肠，纳睦欢于牛腹中，良久乃苏"，表明此法在抢救危急伤员时常应用并疗效可靠。

药物及其方剂是医学防病治病的主要武器，也是蒙古族医学必不可少的内容。13世纪以后的蒙古民族对其有了进一步的认识和提高。蒙古族先民们采集和利用蒙古草原、沙漠及大森林中的动植物药材，被当时的人们誉为"蒙古药"而闻名于四海。据拉施特《史集》记载，游牧在鄂毕河流域的"兀剌速惕、帖良古惕和客思的迷，这些部落熟悉蒙古药剂，以用蒙古方法很好地治病闻名于世，他们就是林中百姓"。拉施特的此话显然是指12—13世纪蒙古草原未进入统一民族前的事情。14世纪上半叶忽思慧编著的《饮膳正要》（1330年著）对蒙古族医药也有一定程度上的总结与整理。忽思慧是元朝宫廷的一位蒙古族饮膳太医，兼通蒙汉两种医学。他从饮食疗法角度出发，对蒙古民族特有的食疗和药膳所做的研究尤其突出。如：蒙古族人认为"羊肉味甘，大热，无毒；主暖中，头风，大风，汗出，虚劳，寒冷，补中益气"；其"米哈讷舒鲁（指羊肉汤）治五劳七伤，藏气虚冷，常服补中益气"；驼乳"性温，味甘，补中益气，壮筋骨，令人不饥"。当时蒙古族人口少，经济落后，常年分散在广阔草原上进行游牧生活，并且封建王朝连年征战，内讧频发，社会极不稳定，缺乏著书立说的条件。故《饮膳正要》虽然出自元朝蒙古族学者之手，但从内容看总体上仍属汉医学古籍。我们觉得这些因素导致了迄今为止，大家仍找不到一份正确反映当时蒙医药学的古籍文献。然而从《饮膳正要》上的羊肉汤、驼乳、回锅奶酒、蔓菁根、沙棘的认识以及其他史籍上的零星记载，仍可以得出：当时蒙古族人将疾病大体上分寒热两种症候，将动植物药材及疗术、饮膳等也相应分热寒两大类，形成了以热克寒，以寒克热的基本的理论性概念。这为16世纪以后的蒙医学理论走向成熟奠定了坚实的基础。所以我们认为16世纪以前蒙古族传统医学已经有了一定的临床及初级的理论知识，可以说蒙医学的雏形已经形成。

（三）蒙医学成熟时期

1. 蒙医开始受宗教影响时期

藏传佛教真正传入蒙古地域，影响广大蒙古族民众是16世纪下半叶以后的事。在此之前元朝时期曾经藏传佛教萨迦派（红教）兴盛一时，但随元朝政权对全中国的统治结束而衰落。16世纪初宗客巴创立的格鲁派（黄教），在西藏地区迅速发展起来。1578年北元时期的阿拉坦汗出于安抚臣民，保证汗位的需要，迎请黄教首领三世达赖喇嘛索南嘉措来蒙古地区传教，自此藏传佛教第二次兴盛于大漠南北。此次传入声势很大，随阿拉坦汗之后喀尔喀阿巴岱等蒙古可汗先后皈依黄教，在自己领地弘扬黄教。在不到半个世纪的时间内，格鲁派以它改革后全新的姿态，迅速征服了蒙古各部，致使蒙古各地寺庙林立，僧众遍地，黄教代替了萨满教，深深根植于蒙古土地上。

2. 蒙古族医学的黄金时期

公元17世纪下半叶，清朝统一漠南、漠北全体蒙古民族，并入关定都北京，之后蒙古医学进入了黄金阶段，自理论到临床都有了飞速发展。此前蒙古族社会已全面接受了黄教，清朝的统治更加促进了这一进程。清朝政府为了利用黄教统治蒙古族人民，采取了各种有利于发展黄教的政策，从而使黄教在蒙古地区的发展更加迅猛。据统计，顺治到乾隆年间蒙古地区大小庙宇已有2000余座，喇嘛30多万人。黄教的很多著名寺院，如瑞应寺、多伦诺尔庙、贝子庙、大库伦、玛拉沁庙、延福寺、塔尔寺、拉卜楞寺、固尔扎、海努克等庙宇均设有各类学部，类似宗教高等学府。喇嘛们通过寺院教育，学到了佛教哲学、语言、文学、天文历算及医学等各方面的知识，为他们全面推动蒙古民族科技、文化事业打下了基础。

曼巴扎仓（医学部）是寺院各类学部中最重要、最有名的一部，培养了很多著名喇嘛医生。据资料记载，在清朝先后出现了上百名医，尤其是18—19世纪名医辈出。这些名医大部分既是佛学家，又是医学家。他们认真学习，努力实践，深入研究藏医学及蒙古族传统医学，在蒙医学的系统化、正规化方面取得了巨大成就。他们中的有些人在文献、理论的研究上作出了贡献，有些人在药物及方剂学的民族化、地方化方面取得了成绩，更有些人长期在临床第一线工作，在临床实践中积累了丰富经验。所以18—19世纪是蒙医学的黄金发展时期，这一时期蒙医学走上了成熟之路。

3. 理论研究与文献整理

黄教的传入带来了藏医学基础理论。在此前正如前面已提及的那样，在蒙古地区已经有了总纲性的寒热理论。从《饮膳正要》（1330年成书）、《蒙古秘史》、《史集》等有关感知的散在性记载中，我们了解到当时蒙古族民众当中已经形成了"以热治寒"的观点，这是毋庸置疑的。8世纪宇妥所作的藏医经典著作《四部医典》的传入则是锦上添花。17世纪以后的蒙古族医学家多是喇嘛出身（至今流传着喇嘛医说法），都是黄教的忠实信徒。他们在寺院，学的全是佛学教义，认为《四部医典》是上天佛祖赐予人类的医药知识，应该不加区别地、原原本本地学习、吸收和传播医学知识。所以作为蒙古族医学的主流部分受到了印藏医学"三根七素三秽"等理论的有力冲击，可以说几乎达到了放弃固有的"寒热理论"而全盘接受印藏医学理论的程度，幸亏藏医学也有寒热理论。因为宗教的原因，这种狂热是可以理解的，也是不可避免的。这样蒙古族医学家们一边学习、使用藏医学，一边也为弘扬藏医学而努力。

17世纪下半叶，被誉为"第一圣医"的罗布桑丹森扎拉仓（1639—1704）系喀尔喀蒙古人，在蒙古地区率先兴办了曼巴扎仓式蒙医学校，将从西藏地区学来的藏医学知识传授给学员，以图扩大队伍，培养人才，提高蒙医学术水平。罗布桑丹森扎拉仓从小进庙当喇嘛，学习文化和佛学知识，18岁前往拉萨、日喀则等地修习大小五明学20余载，大约40岁返回家乡。他为黄教的兴盛奋斗了终身，是一位著名的佛学家、医学家。他为了教学的需要，重新制版印刷《四部医典》，同时也自编了几部医学著作，试用于教学。他编著的医籍共5部，即《医学根本续注释明灯》《疾病分类法详解》《秘诀甘露溅滴》《根除疾病的下泻法要点、治寒症总方、甘露接骨方》《二十五味方剂汇编》，均用藏文编写，木刻版印刷，并收载于他的全集中。除《秘诀甘露溅滴》之外，其余4部均是理论性研究成果。《秘诀甘露溅滴》则是一部简明临床手册式著作，是作者多年临床工作的总结。

龙日格丹达尔（1842—1915）是又一位喀尔喀著名蒙医学家，曾在大库伦荣获"满仁巴"学位，并被誉为"敖特奇"（圣医）的大名医，一生从事蒙医学研究，取得了丰硕成果。从目前掌握的材料看，他用藏文共编著4部著作，其中《诃子珠串》《塔教得》是《四部医典》的藏文注释本。前者属名词术语解释词典，将《四部医典》中的难字、疑名、怪词、秘语做了全面、系统的解释（民族出版社于 1986 年铅印出版）。后者是以问答方式编著的《四部医典》内容注解，由于编写的体例独特、内容深广，受到蒙医界的广泛关注，遗憾的是这本名著至今我们只见其残篇片页，未见其全貌。第 3 部著作《金色串珠》是藏医另一部名著《曼阿格兰塔布》的名词术语注释，同样具有相当高的参考价值。龙氏第 4 部著作《医学史琉璃鉴》，是蒙医史上的第一部有关医史方面的重大研究成果，在蒙古国家中央图书馆以藏文手抄本形式存档。龙氏认为印、藏、蒙是一个医学体系，都是在《医经八支》《四部医典》等古籍文献的基础上发展而来。认为伟大的圣医宇妥·元旦贡布先后 3 次赴印度，请来佛祖医籍《医经八支》和《四部医典》后，与大翻译家毗卢札那一同翻译成藏文。其后在历代众多医学家的努力下逐步发展起藏医学。在这众多医学家中舒卡派与强巴派医生们的贡献是最大的，尤其是舒卡派年姆尼多吉、洛珠给布的作用巨大而介绍了有关这方面的许多消息。另外还提到了措麦·堪钦色旺以及第司·桑吉嘉措、达日毛·曼仁巴·罗布桑却日格等诸多大学者，详细论述了他们的生平事迹、著作、对医学发展所作出的贡献等内容。龙氏认为，成吉思汗以后的历代汗王接连不断地迎请黄教头目来蒙古地区宣讲佛学、传播黄教而印藏医学随同传入，并在朝廷的鼓励和王公贵族的支持下，蒙古族喇嘛们不仅认真学习佛教，也较好地掌握了藏医学，有些人在这方面还颇有成绩，作出了自己贡献。为此龙氏还较详细地介绍了蒙古族学者罗布桑丹毕扎拉仓、罗布桑丹森扎拉仓、罗布桑普仁来、图音·额尔德尼·楚勒特巴拉桑布等的情况。这就是龙氏蒙医史的总体观点。当然，由于历史的原因，书中所说的事实与宗教迷信相关的内容和问题结伴而行，互相影响，所以整个著作迷信色彩还是很浓的。

除此之外，尚有伊希巴拉珠尔的《甘露之泉》，元旦满仁巴的《四部医典奥词解说》，罗布桑苏勒和木的《脉诊概要》等著作在蒙古地区广为传播，这些都是蒙医基础理论方面所取得的优秀成果。

4. 蒙药与方剂学的民族化过程

18—19世纪蒙药及蒙医方剂学方面所取得的成就也是令人兴奋的。在蒙药学方面，仅18世纪就有3部巨著问世。18世纪下半叶，青海（德都蒙古）籍蒙医学家伊希巴拉珠尔编著了一部《白晶药鉴》的蒙药学专著。全书共三章，第二章认药学部分收载的蒙药材达650多种，每种药材论说的内容包括出产地、分类、形态、质量的优劣、味、性、功能、主治等各方面的知识。另外书中还解决了药物的别名和复合名称问题。一物多名是药学界的一个通病，也是造成误会的根源，蒙药也不例外地存在此问题。药物复合名称则是蒙藏医学的一大特点，例如：三凉、六良、三果、三红等复合名称其他医学似乎不怎么用，也易造成混乱，所以有必要专题讨论。伊氏《白晶药鉴》第一章就圆满解决了此二问题。书中记载的别名药材达530多种，复合名称共计154个。

比《白晶药鉴》稍晚些时候问世的《认药学》，也是一部有较大影响的蒙药学专著。作者系察哈尔籍蒙药学家罗布桑苏勒和木，历史上被称为"察哈尔格西"。该书由4部认药学组成，即《珍宝、石、土类认药学》《木、田野、滋补类认药学》《草类认药学》《盐、灰、动物类认药学》。全书共收载药物460多种。对灰类药物及盐类药物的记载较详细、研究较深是该书的一大特点。

18世纪上半叶活跃于蒙藏学术界的公·关布扎布是乌珠穆沁籍蒙古族著名学者。他一生从事学术研究，为蒙古民族科技、文化事业的发展呕心沥血，做出了杰出贡献。他编撰的《藏汉蒙药名》是一部专门阐明蒙药汉文名称的历史巨著，极具实用性。250多年来，用蒙汉两种版本反复印刷多次，广为传播，深受广大蒙医药人员的喜爱。全书共收载350多种蒙药，用藏汉对照形式编写。写书背景是，由于当时清朝政局稳定，蒙汉两民族间来往频繁。随着蒙医药事业的迅猛发展，蒙医药人员到汉族地区药铺购买蒙药的机会增多，或从汉族药贩子手中求购蒙药。这对语言不通的蒙医药人员来说是很不方便的，需要一种藏汉对照的蒙药名称手册来统一和规范药物的使用。公氏就是针对这一现象，在广泛深入研究的基础上编写的，从而较好地解决了这一社会问题。本书的出现，从另一个角度更加证明了18世纪上半叶蒙医蒙药的发展及成熟。

进入19世纪后蒙古族奈曼籍蒙药学家占布拉道尔吉（1792—1855）编著了《无误蒙药鉴》这部专著，使蒙药学的发展更加前进了一大步。此书共收载879种药材，分成8大类24个章节进行了详细论述，并附有584幅黑白插图，极其形象地将每味药材的外形特征描绘出来，同时也将每味药材的蒙、藏、汉、满四种文字的药名予以记述。这些均比以往同类书籍有许多新内容而颇受注目。此书用藏文编写，后被译成蒙古文、俄文，在国内外都有巨大影响。

在方剂学方面成绩最大的应首推被誉为"敏珠·诺门汗"的青海籍蒙医药学家占布拉却吉丹金普日来（1789—1838）。他编著的《蒙医金匮》（藏文名《满阿格仁钦忠耐》），在方剂学方面的成绩远远超过其他内容而被许多学者认为是"方剂学"专著。该书载方1500多首，是迄今为止蒙藏医学界收集方剂最多的一部著作，对蒙医的发展影响巨大。大约19世纪中下叶，蒙古地区又出现了3部著作，在方剂的总结整理方面取得了杰出成果。它们分别是，喀尔喀籍蒙医罗布桑却丕勒编著的《哲对宁诺尔》（又名《蒙医药选编》），约收载药方 150 多首；鄂尔多斯籍蒙医伊希丹金旺吉拉编著的《珊瑚验方集》（又名蒙医药简编），载方 170 多首；锡林郭勒籍蒙医吉格木德丹金扎木苏编著的《观者之喜》（又名《蒙医传统验方》），载方 300 多首。这 3 部著作的共同特点是：均收载近 200 多年来实践证明性能优良、效果明显、有益于利用本地资源的有效方剂，普遍受到蒙医界的欢迎。现在内蒙古地区配制使用的药方，绝大多数来自这些著作。另外，公·关布扎布的《药方》，伊希巴拉珠尔的《甘露医法从新》，阿旺罗布桑丹毕扎拉仓的《普济金色诃子集》，高世格梅林的《普济杂方》等著作都载有不少方剂。

总之，蒙药与方剂在历代蒙医学家们的不懈努力下已经发展成了具有本民族、本地区特色的独立学科，是在蒙古民族原有的药物及方剂知识基础上吸收藏、汉两民族医学的有关内容，通过长时间的优化组合、择优汰劣逐步形成和发展起来的。例如蒙藏医学中的"Zhurura"，藏医用余甘子，蒙医则用大栀子。这是因为余甘子在蒙古地区无出产而中医又不用。蒙医药人员从内地购药使用过程中发现栀子性能、味道等各方面比余甘子有过之而无不及，所以慢慢选择了栀子，这样就形成了蒙药"Zhurura"汉名为栀子的用药习惯。方剂学方面亦基本如此，藏医喜用的方剂，蒙医不用或少用；蒙医喜用的方剂，藏医少用或不用。例如：藏方珍珠七十味、常觉、坐珠达西等蒙医不用，反过来蒙方嘎日迪-18、乌力吉-18、芍沙-7 等藏医不用。蒙药及其方剂学这样的例子还有很多，我们认为这就是蒙药及其方剂学的民族化与地方化特点，是长期实践的结果。

5. 临床学的创立

藏医著作《四部医典》的传入，对蒙医临床各科的形成和发展起到了至关重要的作用。几百年来，蒙古族医生们在学习、使用

《秘诀医典》的过程中，也发现了不少不适合蒙古地区人民身心特点，或者说不适于临床实践的内容，甚至有些内容存在原则性的错误。所以蒙医们陆陆续续编写了许多临床方面的专著，力图纠正或建立具有蒙古民族特色的临床各学科。这些成绩为我们研究蒙医临床方面提供了宝贵资料。

大约 18 世纪下半叶，青海（德都蒙古）籍蒙医学家伊希巴拉珠尔（1704—1788），在其晚年相继编写了《甘露医法从新》《甘露点滴》《甘露汇集》等 3 部临床学专著。伊希巴拉珠尔（又译益西班觉，或也协班觉）系卫拉特部蒙古人，是安多地区著名佛学家、史学家、医学家。他一生从事学术研究，著书很多，成绩突出。现代蒙医将伊氏以上 3 部著作与《甘露之泉》合而为一，简称《甘露四部》。在书中伊氏提出的"六基症"理论认为，人的疾病虽然复杂多变，但寻其规律，究其根源可归纳为赫依、希拉、巴达干、奇素、协日乌素、浩日害六种原因。若我们对此六症准确辨证，恰当用药则大多数疾病都能达到根除病因的目的，故而将其称为"六种基础症候"，简称"六基症"。目前这一理论已演变成蒙医病因辨证的核心内容。"十要病"则是指对人类生命具有极大影响的哈伦病、灰疹病、粘病、痧疾、刺痛症、呕吐、泄泻等病症，是仅次于"六基症"的重要疾患，应予重视。这里特别想说的是，在前文所提及的，在黄教传入大漠南北之前蒙古族传统医学总纲性"寒热理论"已经形成，尽管至今未找到当时的蒙医学专著，但是我们认为后来者已经补上了这一空缺。这就是伊氏"十要病"之哈伦病与灰疹病的论述及《甘露医法从新》中的更加具体、详尽的哈伦病、灰疹病章的内容。因而伊希巴拉珠尔对蒙医学的发展所做出的贡献是巨大的，是史无前例的。

19 世纪末锡林郭勒籍蒙古族医学家吉格木德丹金扎木苏编著的《观者之喜》一书为蒙医临床学专著。吉氏从小进入锡林郭勒盟苏尼特左旗扎力庙当喇嘛，学经文。由于学习研究成绩突出，被大家誉为"扎力格西"而受到尊重。吉氏尤其擅长蒙医学术，他的《观者之喜》一书，最大的特点是首次将五脏六腑的病症高度概括为"寒症""热症"两种基础症候。虽然此观点看似有些简单化，但是最贴近临床，实用性强而受到蒙医学术界的广泛推崇，被认为是蒙医史上填补脏腑病症系统空白之作。现在此观点已成为蒙医病位辨证论治的核心内容。至此蒙医病因、病位两大辨证系统正式确立，表示蒙医医术已经进入成熟阶段。所以吉格木德丹金扎木苏与伊希巴拉珠尔一样，对蒙医临床学的贡献巨大，是蒙医辨证论治方法的创立者之一。

占布拉却吉丹金普日来编著的《蒙医金匮》，虽然如在前文中所说，被认为是方剂学专著，但其对临床病症的研究也有不俗表现，特别是在眼科疾病的认识上有重大进步。占氏《蒙医金匮》将眼疾分为眼睑病、泪流病、白睛病、黑睛病、花眼病、赤眼病 6 大类 94 种症候。这与以往书籍上的分类不同，且较科学、实用，贴近现代科学的分类方法。与此同时从脏腑角度认为"白睛病多由肚脾疾患而致"，"黑睛病则由肝胆病而致的占多数"等。这种从脏腑病角度诊治眼病的观点在蒙医发展史上尚属首次，不仅深化了蒙医眼科学的防病治病思路，而且也对整个蒙医学基础理论的进一步完善具有相当的实际意义。

19 世纪下半叶，鄂尔多斯高原上有一位叫伊希丹金旺吉拉（1853－1906）很有名的蒙医，也是位著名诗人兼佛学家。一生从事临床工作，著书较多。据我们掌握的材料看，伊氏医学方面的著作就有 4 部，即《珊瑚验方集》《医学歌诀一百五十四首》《珍宝验方》《珍珠验方》，后两部已散失。《珊瑚验方集》是一部简便实用的临床手册，在翻译成蒙古文出版时命名为《蒙医药简编》。在书中作者对五官病机的叙述给人以深刻印象，认为"眼疾多由肝热及奇素、希拉侵肝，或由肾寒而致"，"耳疾多由酒毒，肾赫依，魔邪（其他因素）而致"，"鼻病多由肺赫依、肝热而致"，"口腔疾患多由药毒、血热而致"，"牙病多由血、虫、巴木、赫依等邪引起"，等等。这些论点进一步丰富了五官疾病的理论与辨证思路。另外伊氏对土茯苓的应用也有较深研究，他将土茯苓分为俄罗斯土茯苓与汉地土茯苓两种。认为前者疗效高于后者，如果应用得当可治内科、妇科、皮肤科多种疾病。还详细描述了土茯苓制剂的制作方法，如土茯苓的熏蒸、辨证加药、服用方法、注意事项等。所以伊希丹金旺吉拉对蒙医临床学发展做出的贡献有目共睹。

除以上这些有突破性成绩的几部巨著外，这一时期还有罗布桑丹森扎拉仓的《秘诀甘露溅滴》，阿旺罗布桑丹毕扎拉仓的《普济金色诃子集》，扎拉桑敖斯尔的《普济验方手册》，却扎木苏的《奇症汇集》，图布旦尼玛的《珊瑚鬘》等临床学专著也先后刻版印刷发行过。虽然这几部图书的影响力不及前面提到的《甘露四部》等图书，但也足以说明 18—19 世纪蒙医黄金发展阶段所出现的"百花齐放，百家争鸣"的繁荣状况。

（四）蒙医学发展时期

1947 年内蒙古自治区政府成立，为蒙医药事业的发展注入了新的活力。半个多世纪以来，在党和国家的中医政策与民族政策的光辉照耀下，广大蒙医药人员以空前热情挖掘、整理、学习、研究蒙医药学，使蒙医学在医疗、教学、科研等诸多领域取得了前所未有的巨大成绩。现在蒙医学已经以崭新的面貌呈现在世人面前，受到国内外医学界的广泛关注。

1. 蒙医药机构的设立

内蒙古自治区政府成立以后，蒙医的医疗活动彻底改变了原来的以寺院医疗为主、个体医疗为辅的旧的医疗服务模式，纷纷成立了大小不等的蒙医联合诊所或中蒙医联合诊所，以集体医疗服务模式来代替旧的医疗模式。1954年自治区卫生部（后改为卫生厅）为加强传统医学的管理，设立中医科，1956年扩大为中医处，80年代又改名为中蒙医处。之后建立蒙中医管理局。随着新中国卫生事业的发展，蒙医也开始纳入国家主要医疗体系，到1956年全自治区有蒙医参加的综合医院达17所，专科医院1所。1956年在呼和浩特成立了内蒙古中蒙医研究所，把区内各地学术水平较高、临床经验丰富的老蒙医药人员调来举办蒙医研究班、进修班，同时也组织他们对蒙医药古籍进行翻译、整理。1958年在此基础上又分别成立了内蒙古中蒙医院和内蒙古医学院中蒙医系，开始了正规的学校教育。各地医院根据实际情况也相继成立了蒙医科。有的旗县还成立了综合医院蒙医院、蒙医研究所或中蒙医院。哲理木盟（现通辽市）库伦旗蒙药厂也于1958年建成投产。1959年在锡林浩特召开的首届全区蒙医学术经验交流大会盛况空前。1962年锡林郭勒盟蒙医研究所成立，搜集了百余种蒙医古籍。1980年在哲里木盟通辽市成立了哲里木盟蒙医研究所。

1976年"文革"过后，作为重灾区的蒙医又恢复了往日的生机，尤其是党的十一届三中全会决定将党的工作重心转入以经济建设为中心，蒙医药事业有了蓬勃发展的良好机遇。各地先后建立蒙医医、教、研机构。截至2019年底全区蒙医院，其中自治区级机构

3 所，盟市旗县级 32 所，蒙医药从业人员 20000 多名。在内蒙古医科大学建立了内蒙古自治区蒙医药博物馆民族医药创新中心。

此外新疆、青海、黑龙江、吉林、辽宁等省、自治区蒙古族主要聚集地区也相继成立了规模不等的蒙医院或蒙医研究所。其中新疆博尔塔拉州蒙医院和辽宁阜新县蒙医研究所较为有名。这些蒙医医疗及研究机构都配备了 X 线机、B 超机、心电图机、CT 机、核磁共振机等较先进的医疗设备。

制药方面，各级蒙医院、蒙研所均设蒙药厂规模制剂科，设备先进，技术力量雄厚，经济效益较好。1993 年国家中医药管理局在内蒙古中蒙医院还投资兴建了国家蒙药制剂中心。所生产的药品不仅满足自治区中蒙医院用药需求，还远销到其他省市和蒙古国等国家。2012 年自治区政府在呼和浩特市建立了内蒙古自治区国际蒙医医院，成立了蒙中医院，并在各盟市、旗县都建立了蒙医医院或蒙中医院，共 40 多所。

这些医院及制药机构的建立，大大促进了蒙医学术水平的提高，蒙医从自治区解放前的"喇嘛医"变成了一支我国医疗卫生战线上的不可替代的队伍。他们尤其擅长内科、妇科、儿科和皮肤科及传染病的防治，用蒙、西医知识为广大患者服务。尤其是在 2019 年底爆发的新冠肺炎的防治工作中蒙医药发挥了特殊作用，得到政府和人民群众的很高评价。

2. 蒙医学教育工作

新中国成立后，蒙医教育有了根本性的改变，由原来的寺院教育为主变成了高等学校教育，教学质量亦有了显著提高。1958 年内蒙古医学院开始招收蒙医本科学生，1979 年经自治区政府批准，在通辽市成立了内蒙古民族医学院，设蒙医系和蒙药系，1987 年更名为内蒙古蒙医学院，2001 年在通辽地区的 3 所高等院校合并成内蒙古民族大学，原来的内蒙古蒙医学院更名为内蒙古民族大学蒙医药学院。内蒙古医学院于 2012 年 4 月经教育部批准更名为内蒙古医科大学。这两个大学至今已培养出高级蒙医药技术人员 20000 多人。中等教育开展得也较普遍，海拉尔市 1987 年成立内蒙古呼伦贝尔蒙医学校，此外乌兰察布盟卫校、锡林郭勒盟卫校、巴彦淖尔盟卫校、伊克昭盟卫校等各盟旗卫校根据需要也经常举办中等教育。成立于 1990 年的兴安盟残疾人蒙医职业技术学校是全区乃至全国唯一一所面向残疾人举办的蒙医中等专业技术学校，至今已培养了残疾人蒙医士 300 多人。

另外各地举办的形式各异的蒙医药短训班、学习班、进修班、研究班等更是举不胜举。仅以自治区级为例，1956—1964 年举办了 4 期蒙医进修班，2 期研究班，共 6 期，培养人才 200 多人。20 世纪 80 年代开始，以文献研究为主的研究班共举办两期，培养人才 100 多人。1988 年内蒙古自治区自学考试制度启动以来，社会上涌现了许多自学考试辅导班，迄今为止通过自学考试来获取蒙医大专学历者已达 2500 多人。通过内蒙古自治区卫健委（原卫生厅）和内蒙古蒙医学院（现内蒙古民族大学蒙医药学院）成人教育和函授教育获取大专文凭者也有 700 多人。

研究生和留学生教育，是近 40 年在我国实行改革开放以后起步的。1982 年我国蒙医历史上的第一名研究生顺利毕业。1992 年内蒙古医学院中蒙医系蒙医医史文献专业硕士研究生培养点获准招生后，1993 年由内蒙古医学院中蒙医系吉格木德教授（现国医大师）招收了首批国家统招 3 名硕士研究生（辛宝龙、包纳日斯、纳顺达来），于 1996 年首批研究生毕业获得硕士学位之后开始每年招收 1～3 名硕士研究生入学，至今已毕业硕士研究生 500 多名。原内蒙古医学院蒙医专业专科班在 1996 年有 13 名外国留学生毕业，1998 年开始每年招收了 15～20 名本科留学生。2005 年开始与北京中医药大学联合招收民族医学（蒙医学）专业博士研究生（首届遴选导师为罗布桑教授，自 2006 年开始招生。其后由吉格木德、阿古拉、包纳日斯、乌兰、那生桑遴选）。2011 年开始与天津中医药大学联合培养蒙药学专业博士研究生（首届遴选导师为白长喜）。2019 年教育部批准内蒙古医科大学民族医学（蒙医）专业培养博士研究生。

蒙医教育在 1958 年之后，尤其是在改革开放之后发展迅猛，各类技术人才大量涌现，使蒙医学进入了一个新的大好发展阶段。

3. 蒙医药科学研究

中华人民共和国成立后，通过设置各种形式的医、教、研机构和大量培养人才，鼓励人们大搞科学研究，挖掘整理蒙医药典籍，著书立说。因而蒙医学术取得的研究成就是空前的。这些成就概括起来为三大类，即古籍文献翻译类、挖掘整理类和现代科学研究类。

对蒙医学来说藏译蒙是一项带有基础建设性质的，难度大、数量多且繁杂的工作。因为中华人民共和国成立前的蒙医学家们给我们留下来的古籍文献几乎全部都是用藏文写作的。这给蒙医药人员的学习、研究造成了很大困难。所以首先需要做将大量的藏文医籍翻译成蒙古文的工作。据初步统计，到目前为止蒙医学家们的藏文著作已全部译成蒙古文后正式出版，同时有些重要的藏医学古籍也翻译成蒙古文，数量达 100 多种、3000 多万字。其中有《四部医典》《满阿格兰塔布》《祖先口述》《蓝琉璃》《甘露四部》《满阿格仁钦忠耐》《哲对宁诺尔》《珊瑚验方集》《观者之喜》《医药月帝》

（《月王药诊》）《金光注释集》《白晶药鉴》《认药学》《无误蒙药鉴》《诀密宗旨》《诃子串珠》，等等。

挖掘整理、著书立说方面的成绩更为突出。挖掘整理有两方面内容，一是古籍文献的整理，二是整理名老蒙医的临床经验。古籍文献的挖掘整理主要指将相关的内容，按编著的意图归纳在一起，著成新作。这方面影响较大的有《临症医药鉴》《蒙医药方汇编》《蒙医成方选》等。整理名老蒙医名家和老医生的临床经验是一项抢救性工作，他们有丰富的实践经验，有独特的临证方法，整理、继承他们的经验对蒙医学的发展很重要。这方面做得较好的有内蒙古蒙医学院、通辽蒙医研究所编写的《名老蒙医经验选编》（上、下册）、《白清云医案》、《王永富医案》、《罗布桑沙达日布医案》、《吴景昌医案》、《斯登临床经验》、《蒙医临床经验》、《邱大夫治疗疯症经验》、《卫拉特蒙医经验集》、《祖传正骨》……

以古籍文献为基础、临床实践为依据的新型著作在 20 世纪 60 年代以来也不断出版发行。1985 年由高等医药院校蒙医药统编教材编委会组织编写的《蒙医基础理论》《蒙医简史》《蒙医文献学》《蒙医诊断学》《蒙医治疗原则与方法学》《蒙医内科学》《蒙医外科学》《蒙医妇科学》《蒙医儿科学》《蒙医温病学》《蒙医眼科学》《蒙药学》《蒙医方剂学》《蒙医饮食起居学》《蒙医护理学》《蒙医骨伤学》《蒙医五官病学》《蒙医传统疗术学》《蒙医预防医学》《蒙医护理学》《蒙医老年病学》《蒙医皮肤病学》等 26 种系列教材正式出版，这也是蒙医学各专业学科的成功之作。《中国医学百科全书·蒙医学》是一部综合型巨著，1987 年和 1992 年分别用蒙、汉文出版。2002 年出版了《蒙古学百科全书·医学》（2012 年）。《蒙古医学简史》《蒙医各家学说》《蒙医文献研究》等医学史方面的著作及《蒙医传统疗法》等属开创性著作，影响也较大。2007 年内蒙古自治区卫生厅组织专家编写出版了《蒙医病症诊断疗效标准》（民族出版社，2007 年出版），使蒙医药走上了更加标准化、科学化、规范化道路。

蒙药学方面的著作也有好几部出版。均将旧的按珍宝类、石类、木类等分门别类方法变为按镇赫依药、消希拉药、除巴达干药之功能分类法编写，内容也增加了科属、化学成分、药理作用等现代科学内容。所以其科学性较前有明显提高。1987 年出版的《内蒙古蒙药材标准》和《内蒙古蒙成药标准》是由原内蒙古卫生厅组织有关蒙医药学专家制定的蒙药材及蒙成药的规范化著作。前者共收载 322 种药材，后者收载 100 余首方剂，对保证用药的统一、规范、安全、有效起到了促进作用。

蒙西医结合方面将近走了 40 年，也有了很好的起色，这方面也涌现了几部著作。影响较大的有《简明蒙医学》《心脏病》《蒙西医结合防治常见病》等。这方面的论文就更多了，例如《应用通拉嘎 601 治疗再障 32 例》《原发性血小板减少性紫癜 80 例的临床总结》《治疗急性肝炎临床观察》《蒙医药治疗肝硬化 130 例报告》《慢性肾炎 20 例的治疗体会》《沙棘九味散治疗慢性支气管炎的分析》《蒙药治疗冠心病 100 例》《蒙药巴日巴德-10 治疗脂肪肝的临床分析》等论文都发表在《中国蒙医药》（原《蒙医药》）、《内蒙古医科大学学报》、《内蒙古民族大学学报》、《中国民族医药杂志》等杂志上。这些论文都是利用西医先进的诊断手段与蒙医辨证论治方法进行观察治疗的结果，是蒙医发展方面的缩影。

实验研究目前主要集中在蒙药和方剂学上。20 世纪 80 年代初在研究"毛勒日·达布斯-4 汤"的过程中，从荜茇中成功地提取出抗血脂成分，命名为"格根其日"，用于临床，效果上佳。蒙医专用药材的成分化学研究亦取得较大进展，例如：锁阳、沙棘、文冠木、蒙古山萝卜、草乌叶、山沉香、广枣、野猪粪、紫花高乌头、蓝刺头等都是从前药学界涉猎较少的蒙药材，现今已变成蒙药学主攻方向进行深入研究。《蒙药查格得日丸的金属元素原子光谱分析》《蒙成药匝迪-5丸的鉴别研究》《蒙药四味当归汤的理化鉴别》《蒙成药给喜古纳-3片中蒽醌类含量测定》《酸性染料比色法测定蒙成药嘎日迪-13的含量》等则是利用实验手段，力图揭示蒙成药成分的论文。

内蒙古自治区蒙医药学会成立于1979年，是内蒙古地区蒙医药学术交流机构，先后成功举办了全区学术交流大会200多次，出版学术论文集30多册。《中国蒙医药》杂志，则是内蒙古自治区乃至全国唯一一份蒙古文版学术期刊，1974年创刊内部发行，1978年变成公开刊物，在迄今为止的40多年间共刊出200多期，登载学术论文12000多篇，有力地促进了蒙医学术的飞速发展。党和国家为了民族医药学的更好发展，还相继成立了国家级学术团体"中国民族医药学会"和中国民族医药杂志社。相信民族医药事业将有更好的机遇和更大的发展前景，愿蒙医药事业与世界传统医药一起繁荣、发展、进步！

附录2:

名词解释

[1] **赫依**: 人体三根之一,具有以轻、糙、动为主的六种秉性之要素。赫依,是指各种生理功能的动力,生命活动的每一个环节都是"赫依"在发挥作用。凡是思维、语言、动作及各脏器的功能活动,皆受"赫依"支配。"赫依"的功能失常,主要有神志异常、失眠、健忘、疲乏、眩晕、麻木、抽搐、瘫痪、脏腑功能减退等症状。

[2] **希拉**: 人体三根之一,具有以锐、热为主的七种秉性之要素。"希拉"有火热之意,在脏腑中与胆的关系最为密切。机体的体温、各组织器官的热能及精神的振奋等都是"希拉"的作用。"希拉"过盛,是发生一切热症的病因。如出现黄疸、口苦、吐酸、烦渴、神情狂躁等机能亢奋的症状,都属于"希拉"的失常现象。

[3] **巴达干**: 人体三根之一,具有以重、寒为主的七种秉性之要素。"巴达干"是指体内的一种黏液状物质,具有寒性的特征。在生理情况下,"巴达干"能滋润皮肤,濡养组织器官、滑利关节,化为唾液、胃液、痰液等分泌物。"巴达干"的功能失调,除表现为一般寒性征象外,还易导致水液的停滞不化而出现各种分泌物增多的现象,如浮肿、胸水、腹水、痰多、吐清水、妇女白带多等。此外,中医属于痰浊蒙蔽的嗜睡、痴呆及湿困脾胃的消化不良等病症,也属蒙医"巴达干"的病症范围。

[4] **三根**: 系概括五源内涵的正常赫依、希拉、巴达干。在生理情况下,赫依、希拉、巴达干三根协调一致,保持相对平衡;如果三者的平衡关系失调,则产生各种病理变化。若以"赫依"与"希拉"的关系失调为主,

则产生阳热亢盛一类病变；若以"赫依"与"巴达干"的关系失调为主，则出现阴寒及水液不化一类病变。蒙医学中的"赫依"含有"气、风、神经、经络"之意，属中性，助阳则阳盛，助阴则阴盛；"希拉"含有"火、热、胆"之意，属热性；"巴达干"含有"津液、寒、痰"之意，属寒性。实为人体之本基，概括为"阴、阳、气"。蒙医以"七素"作为构成人体的基本物质。食物精华、血液、肌肉、脂肪、骨骼、骨髓、精血统称为"七素"。"赫依""希拉""巴达干"与"七素"之间有着相互依存的密切关系。

[5] **七素三秽**：构成人体基本物质的水谷精微（食物精华）、血液、肌肉、脂肪、骨骼、骨髓、精血（精液）及使其不断生化的滋养精微称为"七素"；大便、小便、汗液等排泄物称之为"三秽"。

[6] **胃火**：即指希拉之火。主要指消化希拉，是依据功能的称谓，属阳性，归火源，亦称热能。胃火，也叫胃消化三能（包括：①消化希拉；②腐熟巴达干；③调火赫依）。

[7] **白脉系统**：即大脑、脊髓及由其分支出的白脉丛。包括感应依存部位和感应运行系统。

[8] **感能**：五感和思维的总称。指望、闻、嗅、尝、触等五官感觉和对事物进行分析思考的智能，在古籍文献中亦称为"六种感能"。

[9] **天文历法五源学**：把宇宙万物归属于土、水、火、气、空五种基本物质，并以五源性质和相互间的关系来解释一切事物的本质，及其发生、发展及相互关系的学说。

[10] **星命五行学**：以木、火、土、金、水五行之母子、敌友关系来解释宇宙万物的学说。

[11] **阴阳学说**：解释自然界的一切事物相互对立而统一规律的古代哲学辩证思维方法。

[12] **消化特性**：由消化三能（也叫胃火）产生的先天生理特性，亦称消化功能分类。一般分为腹坚、腹软、腹正三种。

[13] **清浊生化**：清浊生化是指人体内不断进行的新陈代谢过程，也是七素对精华的吸收和三秽的分解基础。

[14] **三基脉（也称初成三基脉）**：①阳脉：属火源、运行血液之脉，主要滋生三根之"希拉"；②阴脉：属水源，运行水源的脉，主要滋生三根之"巴达干"；③中脉（中央脉）：属气源，阴阳相兼，运行气源之脉，主要滋生三根之"赫依"。

[15] **胚胎**：指人体卵精受孕，胎儿形成直到分娩阶段的发育。

[16] **四施治法**：饮食、起居、药物、疗术。

[17] **外缘（疾病外缘）**：饮食、起居、气候、突发等四种发病外缘。

[18] **疾病秉性**：也称之为病变类型。即指赫依、希拉、巴达干、血过盛、血衰减、血相搏、黄水及七素三秽过盛、衰减和虫相搏的变化。

[19] **蓄积**：即病因在其病灶中逐渐增生并隐伏聚积的阶段，此阶段只有数的改变，没有质的变化。

[20] **发作**：即指病症明显的阶段。赫依、希拉、巴达干中不管哪一根，出现过盛，发展成蓄积期，因抑制因素缺乏，而出现征兆的病变过程，称为疾病发作。

[21] **平复**：即指疾病经过蓄积、发作阶段后其症状消失，身体趋于健康的阶段。病变全程中不管哪一阶段，运用蒙医四施（即饮食、起居、药物、疗术）去治疗或依靠病人自身的调节功能战胜疾病，使其好转或治愈，称为平复。

[22] **六基症**：指赫依病、希拉病、巴达干病、奇素（血）病、协日乌素（黄水）病、粘虫病六种基本病症。此系一切疾病的病因分类术语。

[23] **赫依病**：即赫依过盛相搏所致的病变，临床上出现以赫依秉性特征为表现的症状。赫依秉性之六种成分，尤其是轻、糙、动在相同的条件下作用于人体时，即发生赫依过盛相搏。如长期缺乏营养，多食苦、涩味，轻、糙效食物，饥饿状态下消耗体力，语意业过多，失眠、惊恐或悲哀等精神刺激，大出血及风寒、冰冻均能引起此病。患者出现皮肤失润及

变黑如裂状，恶寒战栗，疲乏无力，腹胀肠鸣，大便秘结，多语，头昏目眩，睡眠不安，神志不清，动作轻浮，体型消瘦，干呕，耳鸣，游走性剧痛，脉象空虚、偶停顿，舌干燥而红，小便清澈如水、泡沫多等症状。

[24] **希拉病**：指希拉过盛相搏所致的疾病，即以希拉秉性特征为临床表现的病症。凡是希拉之秉性相同效能的四种外缘过分时，则致使希拉过盛，反之，则成为使之衰减的外缘。如过食辛咸酸味、锐热及油腻性饮食，强力负重，长时间在强烈日光下和高温环境中劳动，情志不舒，暴怒，气候干旱炎热或寒季突然变暖等均能引起此病。患者出现全身皮肤和巩膜、颜面及小便发黄，痰色黄红带有咸味，体温增高，头痛，多汗，口干鼻燥，局部固定性疼痛，饥渴，中午、午夜或食物消化时发病，腹软易泻，脉象数洪而紧，舌苔黄厚，二便气味浓臭等症状。

[25] **巴达干病**：指巴达干过盛相搏所致的疾病，即以巴达干秉性特征为表现的病症。巴达干秉性七种成分，尤其是重、寒、稳、钝相同的外缘作用于人体时，就会发生巴达干过盛相搏之疾病。如夏季多雨阴凉、冬季寒冷过度等气候反常变化，过食苦涩甘味、油腻及沉重、生硬不易消化的食物，受凉，长期不活动，久居潮湿环境，下冷水，懒于用脑等均能引起此病。患者出现食欲不振，消化不良，胃部饱满，多嗳气，恶心呕吐，体温下降，身心沉重，困倦懒怠，关节松弛，唾液过多，多痰，嗜睡，头昏，脉象沉、迟、弱，舌柔软，舌苔呈灰白色，尿呈白色或味淡、泡沫粘连等症状。

[26] **奇素（血）病**：指血过盛相搏或衰减，以及受赫依、希拉、巴达干相搏所致的病症。能使恶血偏盛或防碍滋血的因素，或使赫依、希拉、巴达干紊乱，以致引发血病的外缘作用，引发的病。血过盛时表现为双目及颜面潮红，头痛，全身发热，口舌及齿龈糜烂，胸刺痛，衄血痰血，脉象洪滑，尿色赤而气味大，大便发黑等症状。血衰减时出现头晕眼花，耳鸣，心悸，口唇发白，月经不调，脉象空虚等症状。

[27] **协日乌素（黄水）病**：指由于黄水过盛或赫依、希拉、巴达干相搏，以协日乌素（黄水）受累，以肿痛、皮疹、渗出、瘙痒为症状表现的病症。病性可分寒、热两性，与血希拉合并时，称之为热性黄水病；与巴达干赫依合并时，称之为寒性黄水病。

[28] **虫（粘）病**：即各种病虫（微生物）类通过口、鼻、皮肤侵入人体后引起的病症。致病虫类分为肉眼可见者或肉眼不可见两大类。肉眼可见者叫寄生虫，由寄生虫引起的疾病称为"虫病"；而肉眼不可见的微生物称为"粘虫"，由粘虫引起的疾病称为"粘病"或"粘虫病"。如误食生冷或不洁之品，或接触污秽之物，或因久病体弱等，均为诱发本病之外缘。

[29] **热症**：即以阳盛希拉热为主，火源旺盛耗体为特征的"血希拉性病症"，血希拉为其基本病因。一般发病急骤，发展迅猛，变化快，病症复杂，易于误诊。

[30] **寒症**：即以阴盛巴达干寒为主，水土源旺盛凝体为特征的"巴达干赫依性病症"，正常巴达干为其基本病因。一般发病缓慢，发展变化迟缓，病程较长，长绵难治。

[31] **寒热相克**：寒势与热势相等时，会出现如同敌人般相互斗争的病变，称之为"寒热相克"。

[32] **寒热反变**：在病变过程中，会出现寒症会转变成热症，热症会反变成寒症的变化，称之为寒热反变。还会有在热症将近痊愈时反变为热，寒症将近痊愈时反变为寒的病变出现，称之为再反变变化。

[33] **自因性疾病**：又称单一症，即只患赫依、希拉、巴达干三根中一种病。如赫依病、希拉病、巴达干病等。

[34] **他因性疾病**：包括合并症、聚合症、并发症。如赫依、希拉合并症，巴达干、赫依合并症，赫依、希拉、巴达干聚合症等。

[35] **合并症**：指两种病因合并所致的疾病，属他因性疾病。如赫依合并巴达干症，胃希拉合并心赫依症等。

［36］**聚合症**：指三种或三种以上病因所致的疾病，属他因性疾病。如赫依＋希拉＋巴达干聚合症，巴达干＋赫依＋协日乌素（黄水）聚合症，等等。

［37］**并发症**：指在原发病的基础上又患另一种疾病。如在胃希拉病的基础上又并发肝血热或心赫依病等等。

［38］**通拉嘎**：水谷精微（造明液体），食物经胃火消化及清浊分化为槽粕和精华，其食物经消化滋养的成分称为精华或通拉嘎。

［39］**包如病**：系以赫依、希拉、巴达干、血相混为主形成的聚合型疾病的总称。病因为巴达干、希拉、赫依、血。按病位常有胃包如病、肝包如病、小肠包如病、大肠包如病等。

［40］**克者**：三邪，即指病变赫依、希拉、巴达干。

［41］**被克者**：七素（即水谷精微→血液→肌肉→脂肪→骨骼→骨髓→精液）和三秽（即大便、小便、汗。）

［42］**病入六门**：机体生病时，通过侵入皮肤、扩散于肌肉、穿行于脉道、渗于骨骼、降于五脏、落于六腑等多种方式侵入机体，称为"病入六门"。

附录 3：汉蒙对照常用名词术语

（项目：蒙、壮、朝、畲名老民族医药学术传承研究——批准号：2017YFC1703903）

ᠮᠣᠩᠭᠣᠯ ᠬᠢᠲᠠᠳ ᠬᠠᠷᠢᠴᠠᠭᠤᠯᠤᠭᠰᠠᠨ ᠪᠠᠭ᠎ᠠ ᠬᠡᠷᠡᠭᠯᠡᠯ ᠤᠨ ᠨᠡᠷ᠎ᠡ ᠲᠣᠮᠢᠶ᠎ᠠ

一、基础理论·医史·文献

ᠰᠠᠭᠤᠷᠢ ᠣᠨᠣᠯ · ᠠᠨᠠᠭᠠᠬᠤ ᠤᠬᠠᠭᠠᠨ ᠤ ᠲᠡᠦᠬᠡ · ᠨᠣᠮ ᠪᠢᠴᠢᠭ

汉	蒙
癌研究	
癌细胞	
癌扩散	
癌毒素	
癌毒	
癌病变	
癌变	
癌	① ②
阿育吠陀医学	
阿育吠陀	
阿魏	
阿瓦尔达	
阿日扎	
阿日善疗法	
阿纳尔	
阿玛如病	
阿刺吉	
阿嘎如	
八贵药	
八贵散	
奥特奇	
按摩师	
安心	
安息香	
安静	
安神散	
安神	
安冬	
安代疗法	
安代	
艾滋病	
艾日嘎	
艾纳香	
癌症转移	① ②
癌症状	
癌症	① ②
癌治疗	
癌诊断	
癌转移	

癫痫病　蝶窦　第一颈椎　第二颈椎　砧骨　抵抗力　镫脉　镫骨　得病　胆汁　胆汁分泌　胆汁扩散　胆汁扩散症　蛋白尿　蛋白质　倒睫症　胆结石　胆溢希拉病　胆热症　胆热　胆穴　胆息肉　胆希拉热　胆囊炎　胆囊　胆脉　胆口闭塞　胆清浊不化

①②

恶血成疾　恶血　恶心呕吐　恶梦　多语　多尿　多梦　多汗　钝　多角骨　动　动脉　动作灵敏　窦房结　短骨　短肌　短肋骨　断送命源　煅淬制法　煅制法　对立统一规律

①②

蝶骨　盯聍　顶部　顶骨　定神　定心　东莨菪

感官灵敏

感官功能

感官

感观器官

肝左叶

肝总动脉

肝滋养脉

肝肿大

肝脂肪性病变 ①　②

肝脂肪变

肝昏厥

肝硬化

肝右叶

肝血瘀

肝血溢

肝血热

肝血逆生

肝血落胃

肝血管瘤

肝希拉热

肝纤维化

肝尾状叶

肝热落胆

肝热

肝区

肝脉开口

肝脉

肝镰状韧带

隔离

睾丸

高脂食物

高脂血症

高血脂

高血压病危象

高血压病诊断

高血压病

高血压

高血糖检测

高血糖

高糖饮料

高世格梅林方

高蛋白饮食 ①　②

肛门

感能与赫依

感能与精津

感能与白脉

感能作用

感能轨迹

感能营养

感能宿位

感能孔窍

感能功能

感能

感官 ①　②

感觉神经

感觉器官

感官衰退

附录

附录

疗效

疗伤

疗法

疗术

疗程

脸色

脸面

脸颊

脸蛋

脸部

脸

炼红糖法

烈制法

酿制法

蓝琉璃

阑尾

兰塔布

括约肌

扩散于皮肤

扩散于肌肉

扩散迅猛

扩散型包如病

扩散迟缓

枯矾

髋关节

髋骨闭孔

髋骨

口腔糜烂

淋巴腺肿瘤

淋巴腺肿

淋巴腺

淋巴结肿

淋巴结节

淋巴结

淋巴管炎

淋巴管

淋巴癌

淋巴

燎制法

凉

冷制法

炼蜜法

类风湿

泪

肋椎关节

肋软骨

肋膜炎

肋膜

肋间肌

肋间隙

肋间韧带

肋间动脉

肋骨

肋沟

肋

疗治

疗养

蒙汉英日俄医学名词词典 ᠮᠣᠩᠭᠣᠯ

蒙古族医药学

蒙古族医药

蒙古族敖特奇五著

蒙古学百科全书·医学卷

蒙古源流

蒙古灸

蒙古发丝

焖煅制法

焖煅法

眉毛

眉

美丽目饰

毛细血管

毛囊

盲肠

慢性戊型病毒性肝炎

慢性丁型病毒性肝炎

慢性丙型病毒性肝炎

慢性乙型病毒性肝炎

慢性甲型病毒性肝炎

慢性湿疹

慢性咳嗽

慢性肝炎

慢性病毒类

慢性病毒感染

慢性病

蒙医基础知识

蒙医骨病诊疗文献汇编

蒙医骨伤学

蒙医各家学说

蒙医方剂学

蒙医外科学

蒙医学经典著作

蒙医学基础理论特点

蒙医学基础理论

蒙医学理论研究

蒙医秘诀方海

蒙医名词术语

蒙医蒙汉名词术语

蒙医学蒙汉名词术语词典

蒙医内科学

蒙医儿科学

蒙医妇科学

蒙医秘诀宝源

蒙医学方剂库

蒙医病症诊断疗效标准

蒙医病理学

蒙医金匮

蒙医乡村医生经验汇编

蒙医药博物馆

蒙医药学会

蒙医药研究院

蒙医皮肤病学

蒙医文献检索

蒙医文献学

蒙医古籍文献学

蒙医预防医学

蒙医疗术学

蒙医成方选

蒙医传统疗法及现代研究

蒙医传统疗法学

蒙医传统秘方

蒙医老年病学

蒙医五官科学

蒙医眼科学

蒙医护理常规技术操作规范

蒙医护理学

蒙医基础理论

① ②

蒙医药杂志

蒙医药

蒙医学术争论

蒙医学术著作

蒙医学术思想

蒙医学术论文

蒙医学术交流

蒙医学术流派

蒙医学术观点

蒙医学术成果

蒙医心身医学科

蒙医心身医学

蒙医心身疾病研究

蒙医门诊

蒙医温病学本体

蒙医温病学

蒙医四施

蒙医临床经验汇集

蒙医简史

蒙医学史

蒙医药治疗脂肪肝研究

传统疗术机制研究

蒙医药文化低蕴及

蒙医学整体观理论

蒙医方剂选编

蒙医护理学

蒙医药选编

附录

前列腺炎

前列腺病

前列腺癌

前列腺

前臂骨

前鼻孔

髂总静脉

髂骨

髂部

器官功能衰退

器官功能

器官

气源

气管炎

气血失衡

气血运行

气血淤积

气血相克

气血相搏

气血通畅

气血不和

气血不畅

气瘀

气功

气道阻碍

气道

气

热

桡骨

颧突

颧骨

颞突

颞弓

颞骨

龋齿

躯干骨

躯部命寓

曲脉

丘脑

情绪

清浊分化

轻度脂肪肝

轻病

轻

青壮年

亲·却吉扎拉申三著

切制法

切牙

窍

铅制法

前纵韧带

前庭神经

前庭

前列腺增生症

前列腺增生

前列腺增大

前列腺液

热症类型 ᠬᠠᠯᠠᠭᠤᠨ ᠡᠪᠡᠳᠴᠢᠨ ᠦ ᠲᠥᠷᠥᠯ

热症变化 ᠬᠠᠯᠠᠭᠤᠨ ᠡᠪᠡᠳᠴᠢᠨ ᠦ ᠬᠤᠪᠢᠷᠠᠯ

热症过程 ᠬᠠᠯᠠᠭᠤᠨ ᠡᠪᠡᠳᠴᠢᠨ ᠦ ᠶᠠᠪᠤᠴᠠ

热症 ᠬᠠᠯᠠᠭᠤᠨ ᠡᠪᠡᠳᠴᠢᠨ

热疹 ᠬᠠᠯᠠᠭᠤᠨ ᠲᠤᠭᠤᠷᠤᠤ

热隐伏 ᠬᠠᠯᠠᠭᠤᠨ ᠨᠢᠭᠤᠭᠳᠠᠬᠤ

热缘 ᠬᠠᠯᠠᠭᠤᠨ ᠦ ᠰᠢᠯᠲᠠᠭᠠᠨ

热性药物 ᠬᠠᠯᠠᠭᠤᠨ ᠴᠢᠨᠠᠷᠲᠤ ᠡᠮ

热性四施 ᠬᠠᠯᠠᠭᠤᠨ ᠴᠢᠨᠠᠷᠲᠤ ᠳᠥᠷᠪᠡᠨ ᠵᠠᠰᠠᠯ

热性扩散 ᠬᠠᠯᠠᠭᠤᠨ ᠴᠢᠨᠠᠷᠲᠤ ᠲᠠᠷᠬᠠᠬᠤ

热性黄水病 ᠬᠠᠯᠠᠭᠤᠨ ᠴᠢᠨᠠᠷᠲᠤ ᠰᠢᠷᠠ ᠤᠰᠤᠨ ᠦ ᠡᠪᠡᠳᠴᠢᠨ

热性黄水 ᠬᠠᠯᠠᠭᠤᠨ ᠴᠢᠨᠠᠷᠲᠤ ᠰᠢᠷᠠ ᠤᠰᠤ

热性病症 ᠬᠠᠯᠠᠭᠤᠨ ᠴᠢᠨᠠᠷᠲᠤ ᠡᠪᠡᠳᠴᠢᠨ

热性病因 ᠬᠠᠯᠠᠭᠤᠨ ᠴᠢᠨᠠᠷᠲᠤ ᠡᠪᠡᠳᠴᠢᠨ ᠦ ᠰᠢᠯᠲᠠᠭᠠᠨ

热性病变 ᠬᠠᠯᠠᠭᠤᠨ ᠴᠢᠨᠠᠷᠲᠤ ᠡᠪᠡᠳᠴᠢᠨ ᠦ ᠬᠤᠪᠢᠷᠠᠯ

热盛 ᠬᠠᠯᠠᠭᠤᠨ ᠪᠠᠳᠠᠷᠠᠬᠤ

热伤脏腑 ᠬᠠᠯᠠᠭᠤᠨ ᠢᠶᠠᠷ ᠡᠷᠬᠡᠲᠡᠨ

热伤体素 ᠬᠠᠯᠠᠭᠤᠨ ᠢᠶᠠᠷ ᠮᠠᠬᠠᠪᠤᠳ

热潜入 ᠬᠠᠯᠠᠭᠤᠨ ᠰᠢᠷᠭᠤᠬᠤ

热隐伏 ᠬᠠᠯᠠᠭᠤᠨ ᠨᠢᠭᠤᠭᠳᠠᠬᠤ

热耗体素 ᠬᠠᠯᠠᠭᠤᠨ ᠢᠶᠠᠷ ᠮᠠᠬᠠᠪᠤᠳ ᠢ ᠰᠢᠪᠬᠠᠬᠤ

热扩散 ᠬᠠᠯᠠᠭᠤᠨ ᠲᠠᠷᠬᠠᠬᠤ

热浸润 ᠬᠠᠯᠠᠭᠤᠨ ᠨᠡᠪᠴᠢᠬᠦ

热混浊 ᠬᠠᠯᠠᠭᠤᠨ ᠪᠤᠯᠢᠩᠭᠢᠷᠲᠤᠬᠤ

热病症状 ᠬᠠᠯᠠᠭᠤᠨ ᠡᠪᠡᠳᠴᠢᠨ ᠦ ᠢᠯᠡᠷᠡᠯ

热病特征 ᠬᠠᠯᠠᠭᠤᠨ ᠡᠪᠡᠳᠴᠢᠨ ᠦ ᠰᠢᠨᠵᠢ

热病 ᠬᠠᠯᠠᠭᠤᠨ ᠡᠪᠡᠳᠴᠢᠨ

热搏 ᠬᠠᠯᠠᠭᠤᠨ ᠲᠡᠮᠡᠴᠡᠯ

萨病 ᠰᠠ ᠡᠪᠡᠳᠴᠢᠨ

润滑关节 ᠰᠢᠯᠬᠢᠷᠬᠡᠭ ᠦᠶ᠎ᠡ

锐效能 ᠰᠢᠷᠦᠭᠦᠨ ᠴᠢᠳᠠᠯ

锐 ᠰᠢᠷᠦᠭᠦᠨ

软组织 ᠵᠥᠭᠡᠯᠡᠨ ᠡᠳ

软骨 ᠵᠥᠭᠡᠯᠡᠨ ᠶᠠᠰᠤ

软腭 ᠵᠥᠭᠡᠯᠡᠨ ᠲᠠᠭᠨᠠᠢ

乳晕 ᠬᠥᠬᠦᠨ ᠦ ᠲᠣᠭᠤᠷᠢᠭ

乳突 ᠬᠥᠬᠦᠨ ᠦ ᠰᠡᠷᠡᠭᠡ

乳头 ᠬᠥᠬᠦᠨ ᠦ ᠲᠣᠯᠤᠭᠠᠢ

如意珍宝丸 ᠬᠡᠮᠵᠢᠶ᠎ᠡ ᠡᠷᠳᠡᠨᠢ ᠶᠢᠨ ᠡᠮ

日常起居 ᠡᠳᠦᠷ ᠲᠤᠲᠤᠮ ᠦ ᠠᠮᠢᠳᠤᠷᠠᠯ

揉制法 ᠨᠤᠬᠤᠯᠠᠬᠤ ᠵᠠᠰᠠᠯ

柔脉 ᠵᠥᠭᠡᠯᠡᠨ ᠰᠤᠳᠠᠯ

柔 ᠵᠥᠭᠡᠯᠡᠨ

熔炼制法 ᠬᠠᠢᠯᠭᠠᠨ ᠰᠢᠷᠠᠬᠤ ᠵᠠᠰᠠᠯ

韧带 ᠰᠢᠷᠪᠤᠰᠤ

认知障碍 ᠲᠠᠨᠢᠯᠲᠠ ᠶᠢᠨ ᠰᠠᠭᠠᠳ

认知过程 ᠲᠠᠨᠢᠯᠲᠠ ᠶᠢᠨ ᠶᠠᠪᠤᠴᠠ

认知治疗 ᠲᠠᠨᠢᠯᠲᠠ ᠶᠢᠨ ᠵᠠᠰᠠᠯ

认知元素 ᠲᠠᠨᠢᠯᠲᠠ ᠶᠢᠨ ᠡᠯᠧᠮᠧᠨ᠋ᠲ

人字缝 ᠬᠥᠮᠥᠨ ᠦ ᠦᠰᠦᠭ ᠦᠨ ᠣᠶᠤᠳᠠᠯ

人造牛黄 ᠬᠢᠮᠡᠯ ᠭᠢᠸᠠᠩ

热制法 ᠬᠠᠯᠠᠭᠤᠨ ᠵᠠᠰᠠᠯ

热治法 ᠬᠠᠯᠠᠭᠤᠨ ᠵᠠᠰᠠᠯ

热治疗 ᠬᠠᠯᠠᠭᠤᠨ ᠵᠠᠰᠠᠯ

热症特征 ᠬᠠᠯᠠᠭᠤᠨ ᠡᠪᠡᠳᠴᠢᠨ ᠦ ᠰᠢᠨᠵᠢ

热症内因 ᠬᠠᠯᠠᠭᠤᠨ ᠡᠪᠡᠳᠴᠢᠨ ᠦ ᠳᠣᠲᠤᠭᠠᠳᠤ ᠰᠢᠯᠲᠠᠭᠠᠨ

附录

手

收缩期

收敛病尾

矢状缝

视轴

视中枢神经

视网膜

视束

视神经

视力下降

视角

视觉

视力

视交叉

视指

视浊

食欲

食物糟粕

食物之浊

食物污染

食物精华之精华

食物精华

食物过敏

食道

食不消症

实质秉性

实热

实习医生

四部医典

司味巴达干

司命赫依

司理感官

水银中毒

水银毒

水银炮制

水飞制法

水制法

水源炽盛

水源

水疱型

水牛角

水鸡肉

水膦八位

衰减病变

枢椎

属性

输送精华脉

输尿管

输卵管

输精管

受精

寿脉

手指

手掌

手术

手骨

小肠病治疗
小肠病治法
小肠病症状
小肠病护理
小肠病变特征
小肠病变
小肠病
小肠壁
小肠包如病药物
小肠包如病治疗
小肠包如病治法
小肠包如病护理
小肠包如特征
小肠包如病
小肠包如
小肠
小便
消瘦巴达干
消食作用
消极情绪
消化中间段（小肠）
消化作用
消化腺
消化系统
消化希拉
消化味
消化特征
消化三味

①
② ① ②

协调关系
协日乌素病治则
协日乌素病治法
协日乌素病治疗
协日乌素病护理
协日乌素病饮食
协日乌素病研究
协日乌素病外缘
协日乌素病内因
协日乌素病三药
协日乌素病护理
协日乌素病变类型
协日乌素病变过程
协日乌素病特征
协日乌素病变
协日乌素病
协日乌素
小指
小隐静脉
小阴唇
小唇
小腿
小脑
小角软骨
小腹
小肠希拉
小肠脉
小肠刺痛
小肠粘刺痛
小肠病治则

附录

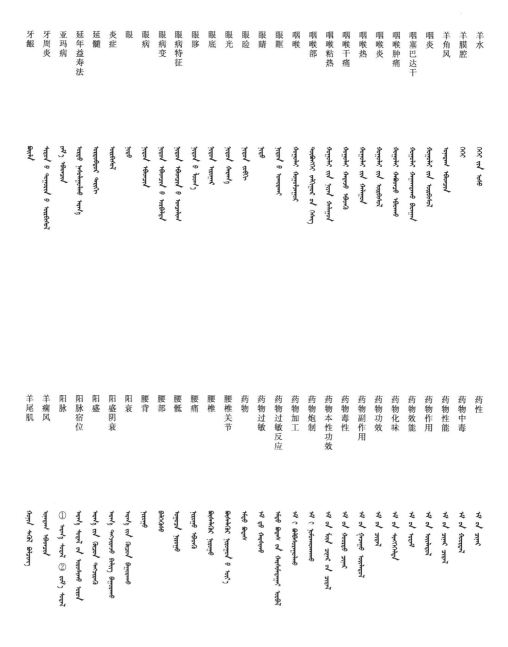

羊水
羊膜腔
羊角风
咽炎
咽塞巴达干
咽喉肿痛
咽喉炎
咽喉热
咽喉干痛
咽喉粘热
咽喉部
咽喉
眼病特征
眼病变
眼病
眼眶
眼睛
眼睑
眼光
眼底
眼胗
眼
炎症
延髓
延年益寿法
亚玛病
牙周炎
牙龈

药性
药物中毒
药物性能
药物作用
药物效能
药物化味
药物功效
药物副作用
药物毒性
药物本性功效
药物炮制
药物加工
药物过敏反应
药物过敏
药物
腰椎关节
腰椎
腰痛
腰骶
腰部
腰背
阳衰
阳盛阴衰
阳盛
阳脉宿位
阳脉
阳
羊尾肌
羊痫风

附录

重病

重

中指

中央脉

中枢神经系统

中枢神经

中切牙

中脑

中耳

中耳炎

中耳道

中国蒙医学

中国蒙医药

中国民族医药学会

中国蒙医药学会

中国蒙医药杂志

中国医学百科全书·蒙医学

中鼻甲

中度脂肪肝

痔疮

痔疾

制霜法

致病微生物

致病外缘

致病四缘

致病内因

治法

治则

治法

椎管

椎骨关节

椎骨

助消化

助胃火

助胃火治则

助产士

猪脂

猪血

猪舌

猪肾

猪肉

猪肝

猪肺

猪胆

煮制法

主行轨迹

主胃火

主诉

主司火源

主司水源

主脉

主动脉

主辇巴达干

主行为

肘关节

肘骨

重度脂肪肝

二、蒙医经典著作中的名词

（蒙古文与白话文比较）

打喷嚏 ᠬᠠᠨᠢᠶᠠᠬᠤ

配制（药） ᠨᠠᠶᠢᠷᠠᠭᠤᠯᠬᠤ （ᠨᠠᠶᠢᠷᠠᠯᠭᠠ）

甘 ᠴᠢᠬᠢᠷᠯᠢᠭ （ᠠᠮᠲᠠ）

叶 ᠨᠠᠪᠴᠢ

唇疮 ᠤᠷᠤᠭᠤᠯ ᠤᠨ ᠱᠠᠷᠬᠠ

喘气 ᠠᠮᠢᠰᠬᠤᠭᠠ

体温 ᠬᠠᠯᠠᠭᠤᠨ （ᠪᠡᠶ᠎ᠡ）

寿岁 ᠨᠠᠰᠤ

坐骨神经 ᠰᠠᠭᠤᠷᠢᠨ ᠶᠠᠰᠤᠨ ᠤ ᠰᠤᠳᠠᠯ

坐骨切迹 ᠰᠠᠭᠤᠷᠢᠨ ᠶᠠᠰᠤᠨ ᠤ ᠬᠡᠷᠴᠢᠮ

坐骨结节 ᠰᠠᠭᠤᠷᠢᠨ ᠶᠠᠰᠤᠨ ᠤ ᠵᠠᠩᠭᠢᠯᠭ᠎ᠠ

坐骨棘 ᠰᠠᠭᠤᠷᠢᠨ ᠶᠠᠰᠤᠨ ᠤ ᠥᠷᠭᠡᠰᠤ

坐骨病 ᠰᠠᠭᠤᠷᠢᠨ ᠶᠠᠰᠤᠨ ᠤ ᠡᠪᠡᠳᠴᠢᠨ

坐骨 ᠰᠠᠭᠤᠷᠢᠨ ᠶᠠᠰᠤ

左眼 ᠵᠡᠭᠦᠨ ᠨᠢᠳᠤ

左手指 ᠵᠡᠭᠦᠨ ᠭᠠᠷ ᠤᠨ ᠬᠤᠷᠤᠭᠤ

左手 ᠵᠡᠭᠦᠨ ᠭᠠᠷ

左耳 ① ᠵᠡᠭᠦᠨ ᠴᠢᠬᠢ ② ᠵᠡᠭᠦᠨ ᠴᠢᠬᠢ

左肋下痛 ᠵᠡᠭᠦᠨ ᠬᠠᠪᠢᠰᠤᠨ ᠤ ᠡᠪᠡᠳᠦᠯᠲᠡ

左肋下 ᠵᠡᠭᠦᠨ ᠬᠠᠪᠢᠰᠤᠨ ᠤ ᠳᠣᠣᠷ᠎ᠠ

左脚 ᠵᠡᠭᠦᠨ ᠬᠥᠯ

左腹部 ᠵᠡᠭᠦᠨ ᠬᠡᠪᠡᠯᠢ

组织器官损伤 ᠡᠳ᠋ ᠡᠷᠬᠡᠲᠡᠨ ᠤ ᠭᠡᠮᠲᠦᠯ

酸 ᠢᠰᠭᠦᠯᠡᠩ （ᠠᠮᠲᠠ — ᠪᠠᠶᠢᠨ᠎ᠠ）

苦 ᠭᠠᠰᠢᠭᠤᠨ （ᠠᠮᠲᠠ）

腐烂 ᠢᠯᠵᠠᠷᠠᠬᠤ

尼如哈－灌肠导泻 ᠨᠢᠷᠤᠬᠠ — ᠭᠡᠳᠡᠰᠦ ᠵᠠᠰᠠᠬᠤ

灌肠导泻法 ᠭᠡᠳᠡᠰᠦ ᠵᠠᠰᠠᠬᠤ ᠠᠷᠭ᠎ᠠ

灌肠导泻疗法 ᠭᠡᠳᠡᠰᠦ ᠵᠠᠰᠠᠬᠤ ᠵᠠᠰᠠᠯ

粘 ᠨᠠᠭᠠᠯᠳᠤᠬᠤ

粘疫 ᠨᠠᠭᠠᠨ᠎ᠠ

叉分� ᠴᠢᠭᠯᠡᠬᠦ

贝母 ᠲᠠᠩᠬᠤ

烟熏 ᠤᠲᠤᠭᠠᠳᠤ

藜 ᠨᠤᠭᠤ （ᠡᠪᠡᠰᠤ — ᠪᠤᠲᠠ）

阳 ᠡᠷ᠎ᠡ （ᠠᠷᠭ᠎ᠠ）

细 ᠨᠠᠷᠢᠨ

打哈欠 ᠠᠩᠭᠠᠶᠢᠬᠤ

护士 ᠰᠤᠪᠢᠯᠠᠭᠴᠢ

治疗 ᠵᠠᠰᠠᠬᠤ

健康 ᠡᠩᠬᠡ ᠡᠷᠡᠭᠦᠯ

最后（终） ᠡᠴᠦᠰ （ᠡᠭᠦᠰᠭᠡᠯ）

化味 ᠰᠢᠩᠭᠡᠭᠰᠡᠨ ᠠᠮᠲᠠ

五官衰弱 ᠲᠠᠪᠤᠨ ᠡᠷᠬᠡᠲᠡᠨ ᠤ ᠳᠣᠷᠣᠶᠢᠳᠠᠯ

早晨 ᠥᠷᠯᠥᠭᠡ

黏性 ᠨᠠᠭᠠᠯᠳᠤᠮᠠᠲᠠᠭᠠᠢ

劝 ᠤᠷᠢᠶᠠᠯᠠᠬᠤ

睾丸 ᠲᠡᠮᠡᠭᠡ

栀子 ᠵᠠᠭᠠᠨ

儿童 ᠬᠡᠦᠬᠡᠳ

①儿童②儿科 ① ᠬᠡᠦᠬᠡᠳ ② ᠬᠡᠦᠬᠡᠳ ᠤᠨ

马鸣

闹羊花

巴达干病

巴达干

器械

小减

小增

儿童

龙树

长寿

便秘

相搏

脂肪

撒谎

长久

油腻

水肿

病变

尿诊

①马兰②马莲

医者

水

甜睡

睡眠

臭藜

黑冰片

山奈

苦

白刀豆

辛

鼻子

总

琥珀

茜草

猪

炉甘石

消瘦

石斛

驴

吝啬鬼

雌葫芦

酸藤果

紫草茸

猫眼草

翠雀花

五灵脂

角茴香

川楝子

远志

附录

悬钩木

痈疽

草果

冰片

葫芦

蒲公英

皮肤

颈椎

喉

乳房

肩

七素

毒

二月

三味

三毒

胃

加入物之后

瘟疫

疫

秒

腹

赫依秉性

希拉的

柿子

漆树

苦参

扁豆

① 月经 ② 例假

黑粉菌

蚕豆

痔疮

清湖

长筒马先蒿

白马先蒿

粤氏马先蒿

大黄

羊蹄

龙树论师

肺心草

贯众

白芷

单叶绿绒蒿

蛇

外科

蘑菇

紫硇砂

白茅根

发作

猛蛇

脾大

照山白

相思子

五味子

①根②源

咸

膀胱

医学

治疗

滋养

滋养

泻剂

希拉热

酸

豆蔻

兴安白芷

庙

五明大论

欲望

希拉

希草

甘草

巴达干

唾液

疫苗

腹中宝

①手掌参②佛手参

雪莲花

丹参

姜黄

①根②源

六味

沙芥

骨

大减

大增

唐松草

翠雀花

肾叶金腰

通经草

香旱芹

野草莓

熊胆

①胸②内科

炮制

猪牙皂

中减

中增

附录

后　记

　　蒙医学基础理论研究历史悠久、源远流长。它以阴阳五源学说为基础，主要研究人体生理、病理、疾病的诊断和治疗原则及治疗方法等内容。它是具有蒙古族传统医学特色的指导临床各科的一门基础学科。蒙医学基础理论是以整体观理论为基础，阴阳五源学说为指导，三根理论和寒热理论为核心研究和解释人体生命活动的规律，以预防疾病，延年益寿，辨病诊断，辨证施治为原则的蒙医各学科的理论基础。蒙医学、蒙药学、蒙护等学科专业均为考试内容的重要课程。

　　蒙医学理论来源于蒙医学临床实践，反过来又指导其临床实践，在医疗实践中不断得到充实与发展。蒙医学基础理论不仅仅是医疗经验的积累，而是在实践中升华出来的一整套学术精华。其在漫长的历史发展过程中，接受古代朴素的唯物主义和辩证法思想——阴阳、五源学说的影响，并吸收了藏医学及古印度阿育吠陀（Ayur-Veda）医学和中医学的部分理论知识，再结合本民族生活习惯、地理环境、身体素质等特点不断地得到充实和提高，逐步形成了独特的民族医学理论体系。其主要包括了阴阳学说、五源学说、三根七素理论、寒热理论、脏腑理论、五官感能、黑脉白脉系统、滋补理论、六基症理论、体质学说、病入六门、以震治震理论以及骨骼、肌肉、腺体等人体解剖知识及整体观理论等内容。

　　学习和研究提高蒙医学基础理论是蒙医药现代化系统工程的主要内容之一，也是传承和发扬蒙医药优秀文化遗产的必经之路，是时代赋予我们的神圣使命。学习蒙医基础理论的目的就是将其应用到实际临床工作当中，能灵活指导临床实践，解决实际问题。所以我们要清醒地、深刻地认识到蒙医基础理论的重要性，它关系到蒙医诊断学、蒙药学、方剂学、蒙医内、外、妇、儿、疗术、五官、温病、治疗原则与方法、饮食起居、预防疾病等各个方面。所以，我们要想做好蒙医学基础理论的传承与发展工作，必须理论联系实际，用蒙医基础理论指导临床和科研工作，发挥蒙医学的优势，取得教学、临床、科研的优异成果。我们在展望发展蒙医药的广阔前景的同时，也要看到所面临的种种困难和艰巨任务。这样才能有所作为，完成历史赋予我们的使命。我们坚信，蒙医基础理论的研究，随着时代的不断发展和进步，将会得到各界人士的更广泛的关注和支持，这也必将对蒙医事业的发展起到积极的作用。

本书的编写工作由内蒙古医科大学蒙医基础理论教研室实施完成。为满足广大读者的需求和蒙医学爱好者的迫切愿望，根据国家科学技术部重点研发计划项目"民族医药发掘整理与学术传承研究"（2017YFC1703900）的规定和当前民族医学（包括蒙医、藏医、维医、壮医和其他民族医学等）标准化、规范化、科学化、系统化的要求编写而成。本书具有时代特征和民族特色，能为广大留学生和初学者用汉语学习掌握和应用蒙医基础理论提供较好的参考。

最后，本书的出版得到内蒙古医科大学党委书记乌兰教授，蒙医药学院、民族医药创新中心的党政领导以及蒙医基础理论教研室的全体教师们的大力支持，在此表示诚挚的谢意！

包纳日斯

2021 年 4 月 15 日于呼和浩特

后记